監修・虎の門病院看護部
著・福家 幸子／山岡 麗／千﨑 陽子

注射・採血ができる

[Web動画付]

医学書院

> ご注意
>
> 本書に記載されている治療法や看護ケアに関しては，出版時点における最新の情報に基づき，正確を期すよう，著者，編集者ならびに出版社は，それぞれ最善の努力を払っています．しかし，医学，医療の進歩から見て，記載された内容があらゆる点において正確かつ完全であると保証するものではありません．
>
> したがって，看護実践への活用にあたっては，常に最新のデータに当たり，本書に記載された内容が正確であるか，読者御自身で細心の注意を払われることを要望いたします．本書記載の治療法・医薬品がその後の医学研究ならびに医療の進歩により本書発行後に変更された場合，その治療法・医薬品による不測の事故に対して，著者，編集者，ならびに出版社は，その責を負いかねます．
>
> 株式会社　医学書院

注射・採血ができる ［Web動画付］

発　行	2015年4月15日　第1版第1刷©
監　修	虎の門病院看護教育部
執　筆	福家幸子・山岡麗・千﨑陽子
発行者	株式会社　医学書院 代表取締役　金原　優 〒113-8719　東京都文京区本郷1-28-23 電話　03-3817-5600（社内案内）
組　版	明昌堂
印刷・製本	山口北州印刷

本書の複製権・翻訳権・上映権・譲渡権・公衆送信権（送信可能化権を含む）は㈱医学書院が保有します．

ISBN978-4-260-02211-8

本書を無断で複製する行為（複写，スキャン，デジタルデータ化など）は，「私的使用のための複製」など著作権法上の限られた例外を除き禁じられています．大学，病院，診療所，企業などにおいて，業務上使用する目的（診療，研究活動を含む）で上記の行為を行うことは，その使用範囲が内部的であっても，私的使用には該当せず，違法です．また私的使用に該当しても，代行業者等の第三者に依頼して上記の行為を行うことは違法となります．

JCOPY　〈出版者著作権管理機構　委託出版物〉
本書の無断複製は著作権法上での例外を除き禁じられています．複製される場合は，そのつど事前に，出版者著作権管理機構（電話 03-3513-6969，FAX 03-3513-6979，info@jcopy.or.jp）の許諾を得てください．

はじめに

看護師になって誰もが最初に不安を抱くことの筆頭に，看護技術が挙げられると思います．どんなに知識をもち，思いやりのある看護師であっても，看護技術が身に付いていなければ患者さんから真の信頼を得ることはできません．自信を持ってできるようになるには経験を重ねることが必要ですが，学生時代の実習でできることは限られています．

看護技術は，業務をスムーズに進めるためのものではありません．患者さんのニーズ（回復したい，不調の原因を知りたいなど）を満たすためのものです．そのことをいつまでも忘れずに，患者さんによりよい看護を提供するための技術を練習し，磨いていただきたいと思っています．

看護技術において最も大切なのは，根拠です．自分が行う行為1つひとつの根拠をしっかり確認しましょう．なお，根拠は唯一無二とは限りません．1つの行為について，異なる複数の根拠が考えられ，どちらが正しいか悩むこともあります．その場合は，時代の要請を考慮したり，みんなで議論したりすることによって，どれを採用するか決定していきます．

根拠がわかったら，あとは学習と経験あるのみです．まずは施設で作成しているマニュアルや，本書のような手引書でしっかり学習したうえで，先輩の技術を積極的に見学させてもらいましょう．本書でも，実際の動きをイメージしやすいよう，動画を付録としてご用意しました．モデル人形などの練習台が身近にある場合，それらを利用して練習を重ねましょう．練習である程度自信がついたら，次に自分の技術を先輩に見てもらいましょう．先輩のOKが出たら，1人で実施できるようになります．

一度習得した技術についても，時折点検することが大切です．最新のマニュアルや文献を確認し，自分が正しいと思っている根拠が現在も通用するものであるか調べましょう．特に，感染対策や医療安全に関する知見はどんどん発展しています．根拠そのものを見直すことも，時に必要となってくるでしょう．

本書で扱っている物品や根拠なども，唯一無二のものではなく，様々な知見や製品が世の中に出回る中，虎の門病院内で議論のうえ，選択しているものです．細かい考え方や状況は施設によって相違もあるかと思いますが，各施設で吟味した結果を大切にしてください．吟味するためのたたき台の1つとして，本書をご活用いただければと思います．

本書が看護技術に不安を持つ看護師・看護学生を始め，技術に関するマニュアルを整備したいと考える施設や学校など，多くの方々のご参考になりましたら幸いです．

2015年春

著者一同

著者紹介

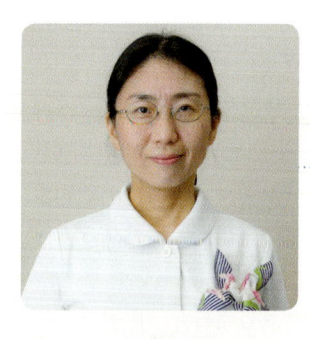

福家 幸子
虎の門病院看護部次長（教育担当）

聖路加看護大学大学院博士前期課程修了（看護教育学専攻）．虎の門病院で病棟（外科，内科，精神科，ICUなど）と看護教育部（専任教育担当）を数年ごとに異動．その間チーフナース（主任），管理看護師長を経験し，2014年より現職．

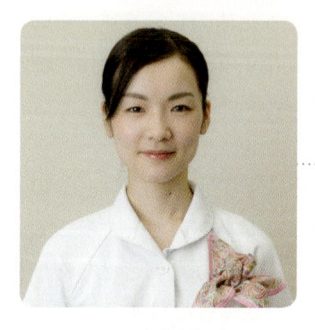

山岡 麗
虎の門病院混合病棟チーフナース

愛媛大学医学部看護学科卒業．
虎の門病院消化器・呼吸器系病棟，血液内科病棟で看護師，チーフナース（主任）として臨床経験を積んだ後，2013年より看護教育部チーフナース，2015年より現職．

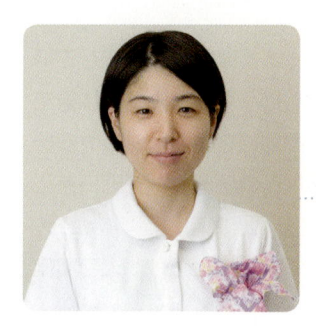

千﨑 陽子
虎の門病院看護教育部チーフナース

佐賀大学医学部看護学科卒業．
虎の門病院循環器系病棟で看護師，チーフナース（主任）として臨床経験を積んだ後，2013年より現職．

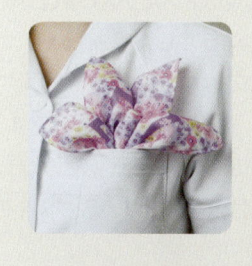

胸元のハンカチ
～虎の門ナース秘話

　虎の門病院のナースは，無機質な白衣に華を添えるため，胸元にカラフルなハンカチを飾ってきました．ハンカチは，急変や負傷した人に遭遇した際など，さまざまな応急処置に使える便利グッズです．それを胸ポケットに常備していたのが始まりだと，先々代の看護部長から聞きました．
　最近はお店の売り場でもタオル地のハンカチが主流となり，普通のハンカチーフを買う人が少なくなりました．でも，胸元に飾れば患者さんが注目してくださり，「今日はオレンジ色だね」などの会話も弾みます．病室で安静を強いられている患者さんにとって，ナースのハンカチーフの花は心を和ませ，見るのを楽しみにしてくださっている方もいるようです．

目次

はじめに ⅲ
本書の構成と使い方 ⅵ
動画目次 ⅷ

注射

看護師が行う注射の種類と適応 2
薬剤管理の基本 4

1 薬剤の準備ができる 5
- ▶アンプルからシリンジへの吸い上げ 6
- ▶バイアルから点滴ボトルへの ミキシング・プライミング 17
- 薬剤の配合変化 30
- シリンジと注射針の構造 32

2 皮下注射ができる 33
- インスリン注射について 44

3 筋肉注射ができる 45
- ▶中殿筋への筋肉注射 46
- ▶三角筋への筋肉注射 54

4 静脈内注射（ワンショット）ができる 59
column
虎の門病院の「IVナース」について 60

5 点滴静脈内注射ができる 71
- ▶ルートの確保（留置針穿刺とヘパリンロック）72
- ▶点滴ボトル（バッグ）の接続 83
- ▶点滴ボトル（バッグ）の交換 87
- ▶側管注 91
- ▶抜去 95
- 滴下速度の調整 98

採血

採血の適応と基本的知識 100

6 採血ができる
- ▶ホルダー採血 104
- ▶シリンジ採血 114

注射と採血の合併症・事故の予防と対処 119
事故防止の原則 125
虎の門病院本院廃棄物分別マニュアル 128
索引 131

デザイン hotz desing inc.
撮影　亀井 宏昭

本書の構成と使い方

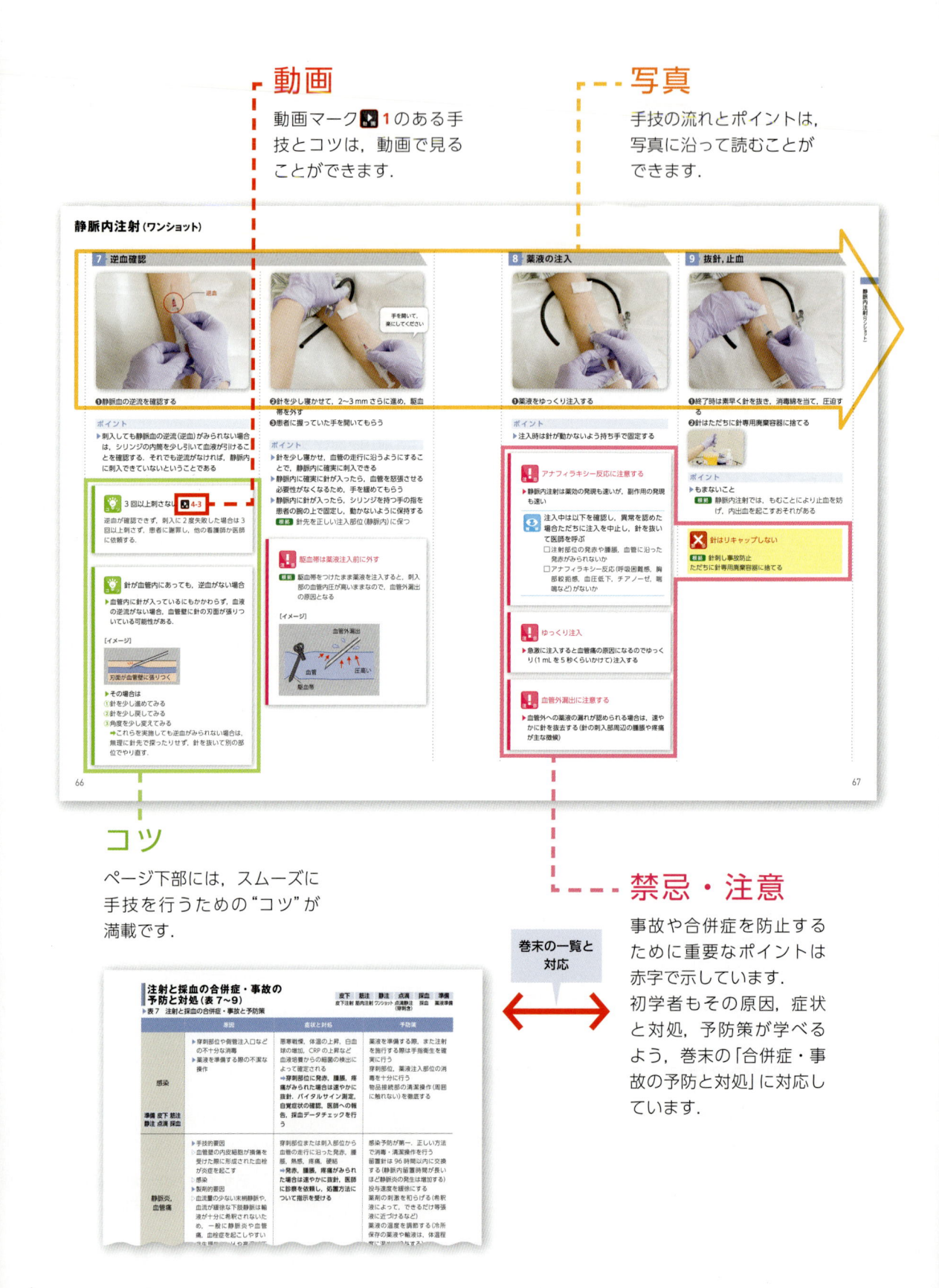

動画
動画マーク🎬1のある手技とコツは，動画で見ることができます．

写真
手技の流れとポイントは，写真に沿って読むことができます．

静脈内注射（ワンショット）

7 逆血確認
①静脈血の逆流を確認する

ポイント
▶刺入しても静脈血の逆流（逆血）がみられない場合は，シリンジの内筒を少し引いて血液が引けることを確認する．それでも逆血がなければ，静脈内に刺入できていないということである

💡 3回以上刺さない 🎬4-3
逆血が確認できず，刺入に2度失敗した場合は3回以上刺さず，患者に謝罪し，他の看護師か医師に依頼する．

💡 針が血管内にあっても，逆血がない場合
▶血管内に針が入っているにもかかわらず，血液の逆流がない場合，血管壁に針の刃面が張りついている可能性がある．

[イメージ]
刃面が血管壁に張りつく

▶その場合は
①針を少し進めてみる
②針を少し戻してみる
③角度を少し変えてみる
→これらを実施しても逆血がみられない場合は，無理に針先で探ったりせず，針を抜いて別の部位でやり直す．

②針を少し寝かせて，2～3 mmさらに進め，駆血帯を外す
③患者に握っていた手を開いてもらう

ポイント
▶針を少し寝かせ，血管の走行に沿うようにすることで，静脈内に確実に刺入できる
▶静脈内に確実に針が入ったら，血管を怒張させる必要がなくなるため，手を緩めてもらう
▶静脈内に針が入ったら，シリンジを持つ手指を患者の腕の上で固定し，動かないように保持する

⚠ 針先を正しい刺入部位（静脈内）に保つ

⚠ **駆血帯は薬液注入前に外す**
駆血帯をつけたまま薬液を注入すると，刺入部の血管内圧が高いままなので，血管外漏出の原因となる

[イメージ]
血管外漏出
血管 圧高い 駆血部

8 薬液の注入
①薬液をゆっくり注入する

ポイント
▶注入時は針が動かないよう持ち手で固定する

⚠ **アナフィラキシー反応に注意する**
▶静脈内注射は薬効の発現も速いが，副作用の発現も速い

⚠ 注入中は以下を確認し，異常を認めた場合はただちに注入を中止し，針を抜いて医師を呼ぶ
□注射部位の発赤や腫脹，血管に沿った発赤がみられないか
□アナフィラキシー反応（呼吸困難感，胸部絞扼感，血圧低下，チアノーゼ，喘鳴など）がないか

⚠ **ゆっくり注入**
▶急激に注入すると血管痛の原因になるのでゆっくり（1 mLを5秒ぐらいかけて）注入する

⚠ **血管外漏出に注意する**
▶血管外への薬液の漏れが認められる場合は，速やかに針を抜去する（針の刺入部周囲の腫脹や疼痛が主な徴候）

9 抜針，止血
①終了時は素早く針を抜き，消毒綿を当て，圧迫する
②針はただちに針専用廃棄容器に捨てる

ポイント
▶もまないこと
▶静脈内注射では，もむことにより止血を妨げ，内出血を起こすおそれがある

⚠ **針はリキャップしない**
▶針刺し事故防止
ただちに針専用廃棄容器に捨てる

コツ
ページ下部には，スムーズに手技を行うための"コツ"が満載です．

巻末の一覧と対応 ⇔

禁忌・注意
事故や合併症を防止するために重要なポイントは赤字で示しています．
初学者もその原因，症状と対処，予防策が学べるよう，巻末の「合併症・事故の予防と対処」に対応しています．

アイコン一覧

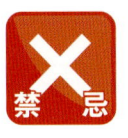

禁忌 やってはいけないこと

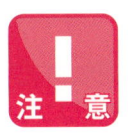

注意 事故・合併症予防のために重要なこと

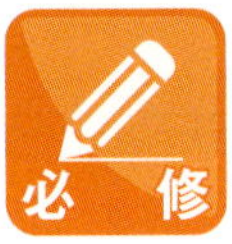

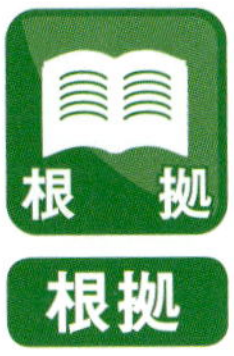

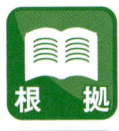

根拠 根拠，理由

必修 学んでおくべきこと

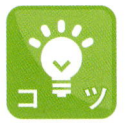

コツ スムーズに手技を行うためのコツ

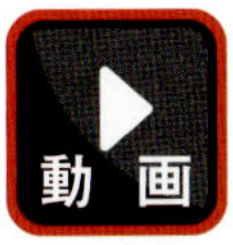

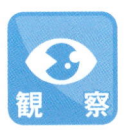

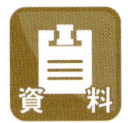

観察 観察すべき項目

資料 知っておきたいこと

動画 動画がある項目

「手指衛生」について

本書では「手指衛生を行い」という手順が各所で出てきます．これには，流水と石けんによる手洗いと手指消毒用アルコール製剤による手指消毒の両方が含まれます．

**手指消毒用アルコール製剤による
手指の正しい消毒手順**（15秒間すりこむことが目安）

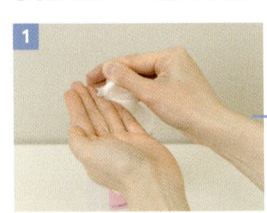

1. ジェル状の手指消毒用アルコール製剤を適量，手のひらにとる 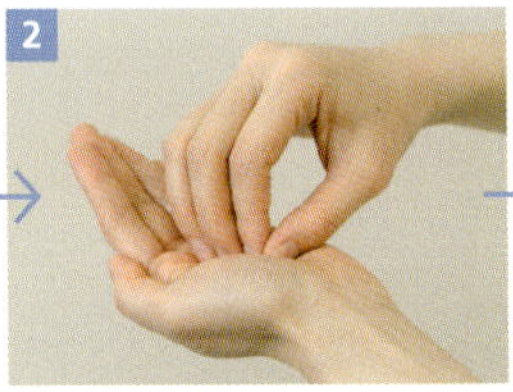
2. 指先と指の背（爪）を，もう片方の手のひら上でこする（両手） 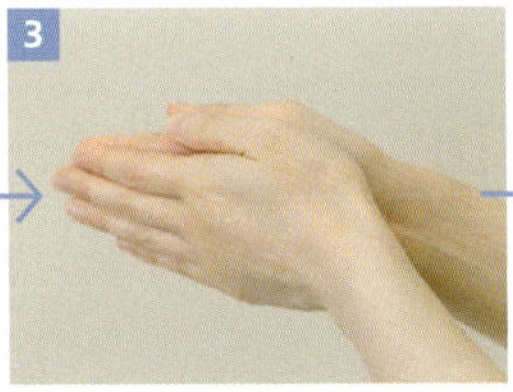
3. 手のひらと手のひらをこすり合わせる 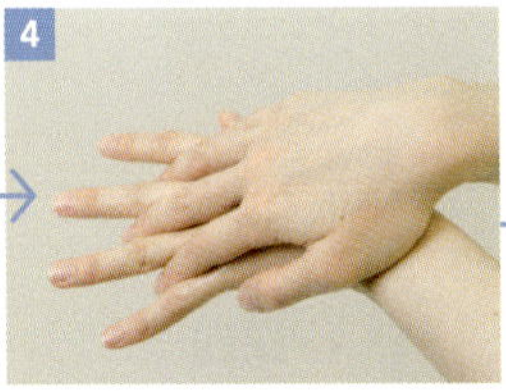
4. 手の甲をもう片方の手のひらでこする（両手） 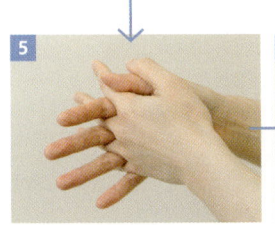
5. 指を組んで両手の指の間をこすり合わせる 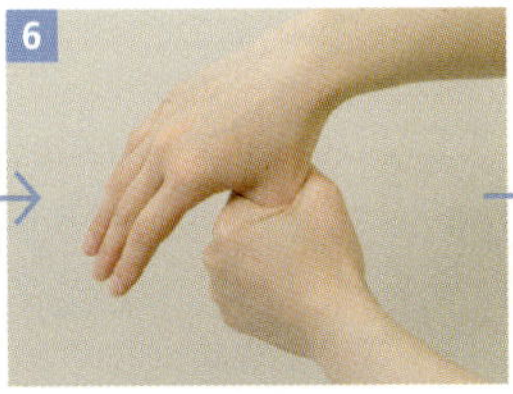
6. 親指をもう片方の手で包み，ねじるようにこする（両手） 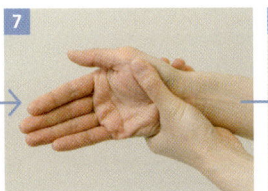
7. 両手首まで丁寧にこする 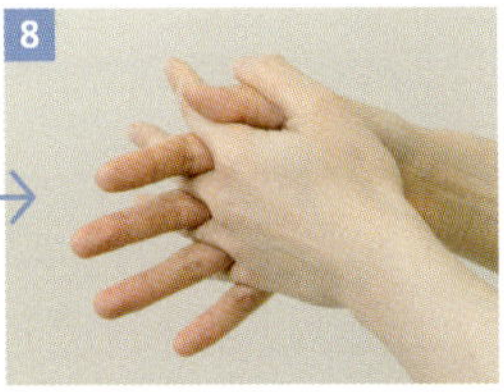
8. 乾くまですりこむ

※流水と石けんによる手洗いは成書参照

動画目次

▶ 注射

1 薬剤の準備
- **1-1** アンプルからシリンジへの吸い上げ 6
  - 1-2 接続部を衛生的に保って接続する方法 8
  - 1-3 アンプル頭部の薬液を落とす 9
  - 1-4 吸い上げるときは徐々に傾ける 12
- **1-5** バイアルから点滴ボトルへのミキシング・プライミング 17
  - 1-6 ポンピング 29
  - 1-7 ルートに空気が入っている場合の抜き方 29

2 皮下注射
- **2-1** 皮下注射　上腕 34
  - 2-2 PDAの操作 35
  - 2-3 皮下注射の穿刺部位選択 36
  - 2-4 手指衛生を行い，手袋を装着する 37
  - 2-5 皮下注射の穿刺 38

3 筋肉注射
- **3-1** 中殿筋への筋肉注射 46
  - 3-2 クラークの点の探し方 47
  - 3-3 筋肉注射の穿刺（中殿筋）48
- **3-4** 三角筋への筋肉注射 54
  - 3-5 穿刺部位の見つけ方（三角筋）54
  - 3-6 筋肉注射の穿刺（三角筋）55

4 静脈内注射（ワンショット）
- **4-1** 静脈内注射（ワンショット）61
  - 4-2 静脈内注射の穿刺 64
  - 4-3 穿刺に失敗して謝罪 66

5 点滴静脈内注射
- **5-1** ルートの確保（留置針穿刺とヘパリンロック）72
  - 5-2 穿刺部位の選択（静脈）74
  - 5-3 留置針の穿刺 75
  - 5-4 固定テープの貼り方 80
- **5-5** 点滴ボトル（バッグ）の接続 83
  - 5-6 点滴ルートでの逆血確認 84
- **5-7** 点滴ボトル（バッグ）の交換 87
  - 5-8 点滴針の刺し替え 89
- **5-9** 側管注 91
  - 5-10 薬液の注入（側管注）93
- **5-11** 抜去 95
  - 5-12 固定テープのはがし方 96

▶ 採血

6 採血
- **6-1** ホルダー採血 104
  - 6-2 ホルダー採血の穿刺 109
  - 6-3 翼状針による採血 109
  - 6-4 転倒混和 111
- **6-5** シリンジ採血 114
  - 6-6 シリンジ採血の穿刺 115
  - 6-7 分注 118

本書の動画の見かた

本書で ▶ マークがついている技術の動画をご覧いただけます．右記QRコードまたはURLのサイトにアクセスし，IDとPASS（巻頭シールに掲載）を入力してください．

QR

URL http://www.igaku-shoin.co.jp/prd/02211/

本Webサイトの利用ライセンスは，本書1冊につき1つ，個人所有者1名に対して与えられるものです．第三者へのID・PASSの提供・開示は固く禁じます．また図書館・図書施設など複数人の利用を前提とする場合には，本Webサイトを利用することはできません．不正利用が確認された場合は，閲覧できなくなる可能性があります．

注射

注射という技術は，注射部位に
針をうまく刺すことができればよいというものではありません．

針を刺す前に行う準備や確認，患者さんへの声かけ，
針を刺して薬を注入したあとの観察や後始末，
最終確認，報告，記録など，すべてを統合して，
注射という一連の看護技術が成立します．

初めから一連の技術を通して習得するのは難しいので，
まずはパーツに分け，1つひとつの動作・作業の根拠や意味，
知識をしっかり確認しながら小分けに習得していきましょう．
難しい箇所は取り出して反復練習することが効果的です．

その後，注射の指示受けから
準備，実施，事後の処理や観察までの一連の流れを，
スムーズにできるよう練習を重ねましょう．

最後に，一連の流れを先輩に見てもらい評価を受けて，
技術と自信を確実なものにしましょう．

看護師が行う注射の種類と適応

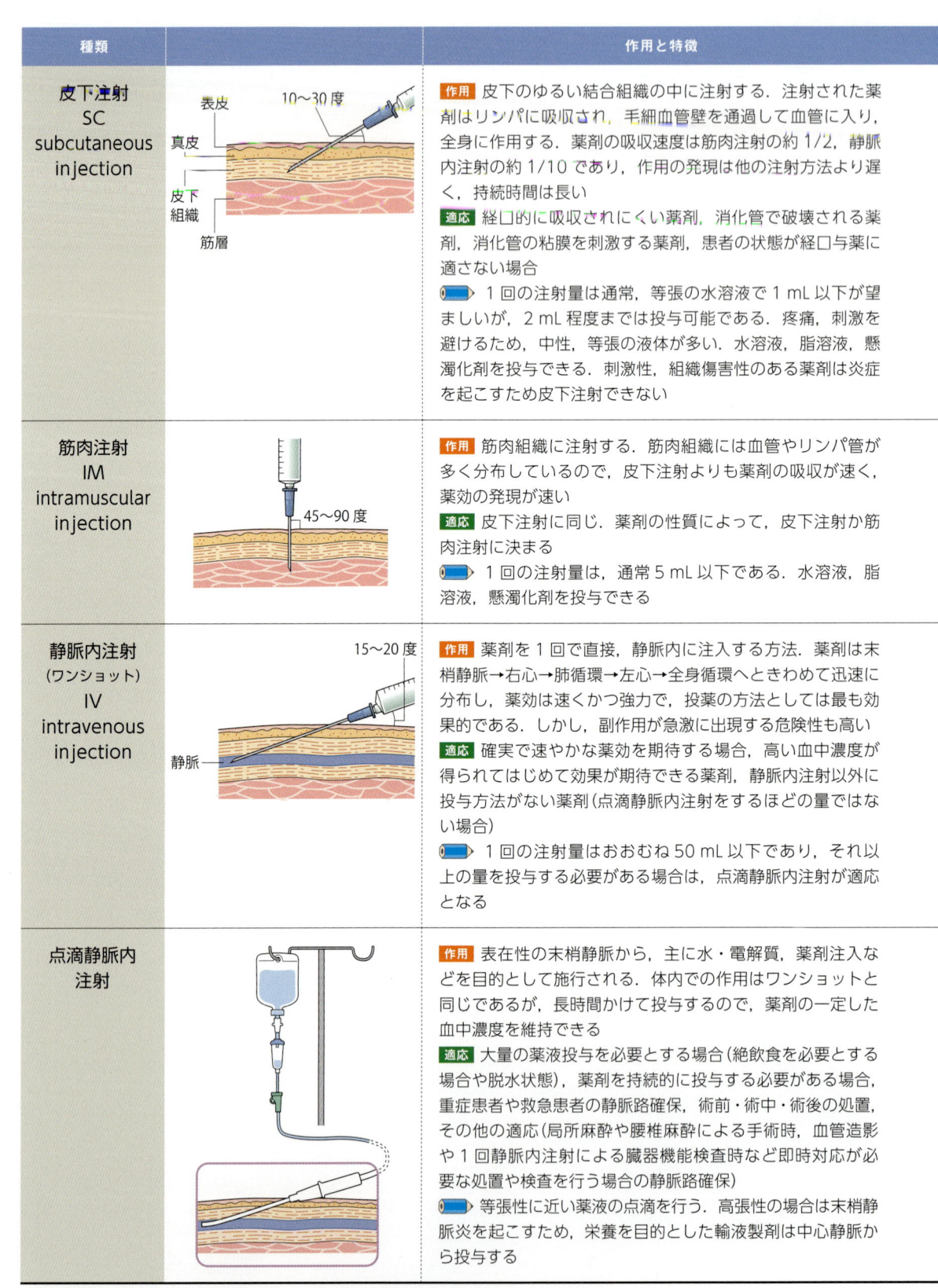

種類	作用と特徴
皮下注射 SC subcutaneous injection	**作用** 皮下のゆるい結合組織の中に注射する．注射された薬剤はリンパに吸収され，毛細血管壁を通過して血管に入り，全身に作用する．薬剤の吸収速度は筋肉注射の約1/2，静脈内注射の約1/10であり，作用の発現は他の注射方法より遅く，持続時間は長い **適応** 経口的に吸収されにくい薬剤，消化管で破壊される薬剤，消化管の粘膜を刺激する薬剤，患者の状態が経口与薬に適さない場合 1回の注射量は通常，等張の水溶液で1 mL以下が望ましいが，2 mL程度までは投与可能である．疼痛，刺激を避けるため，中性，等張の液体が多い．水溶液，脂溶液，懸濁化剤を投与できる．刺激性，組織傷害性のある薬剤は炎症を起こすため皮下注射できない
筋肉注射 IM intramuscular injection	**作用** 筋肉組織に注射する．筋肉組織には血管やリンパ管が多く分布しているので，皮下注射よりも薬剤の吸収が速く，薬効の発現が速い **適応** 皮下注射に同じ．薬剤の性質によって，皮下注射か筋肉注射に決まる 1回の注射量は，通常5 mL以下である．水溶液，脂溶液，懸濁化剤を投与できる
静脈内注射 （ワンショット） IV intravenous injection	**作用** 薬剤を1回で直接，静脈内に注入する方法．薬剤は末梢静脈→右心→肺循環→左心→全身循環へときわめて迅速に分布し，薬効は速くかつ強力で，投薬の方法としては最も効果的である．しかし，副作用が急激に出現する危険性も高い **適応** 確実で速やかな薬効を期待する場合，高い血中濃度が得られてはじめて効果が期待できる薬剤，静脈内注射以外に投与方法がない薬剤（点滴静脈内注射をするほどの量ではない場合） 1回の注射量はおおむね50 mL以下であり，それ以上の量を投与する必要がある場合は，点滴静脈内注射が適応となる
点滴静脈内 注射	**作用** 表在性の末梢静脈から，主に水・電解質，薬剤注入などを目的として施行される．体内での作用はワンショットと同じであるが，長時間かけて投与するので，薬剤の一定した血中濃度を維持できる **適応** 大量の薬液投与を必要とする場合（絶飲食を必要とする場合や脱水状態），薬剤を持続的に投与する必要がある場合，重症患者や救急患者の静脈路確保，術前・術中・術後の処置，その他の適応（局所麻酔や腰椎麻酔による手術時，血管造影や1回静脈内注射による臓器機能検査時など即時対応が必要な処置や検査を行う場合の静脈路確保） 等張性に近い薬液の点滴を行う．高張性の場合は末梢静脈炎を起こすため，栄養を目的とした輸液製剤は中心静脈から投与する

※虎の門病院では，皮内注射の実施頻度が減っているため，本書では扱いません
※動脈注射は医師が行い，中心静脈内注射については，カテーテル挿入は医師が，点滴・注射管理については看護師も行います

主な注射部位	代表的な薬剤	ページ
①上腕後側の皮下組織 ②三角筋(前半部)の皮下組織 ③大腿外側広筋部の皮下組織 ④腹部 ⑤肩・背部 ⑥腰部	▶インスリン(ヒューマログ®, ノボラピッド® 他):血糖降下 ▶フィルグラスチム(グラン®), レノグラスチム(ノイトロジン®):造血幹細胞の末梢血中への動員, 好中球数の増加促進 ▶インフルエンザHAワクチン(インフルエンザHAワクチン® 他):インフルエンザの予防	☞ p33
①中殿筋 ②三角筋	▶アトロピン硫酸塩水和物(硫酸アトロピン® 他):抗コリン作用薬 ▶ジアゼパム(セルシン®, ホリゾン®):抗不安薬 ▶ペンタゾシン(ソセゴン®, ペンタジン®):非麻薬性鎮痛薬	☞ p45
通常, 上肢に表在する静脈 ①尺側皮静脈 ②正中皮静脈 ③橈側皮静脈	▶グリチルリチン製剤(強力ネオミノファーゲンシー®):抗アレルギー作用および抗炎症作用 ▶カンレノ酸カリウム(ソルダクトン®):利尿薬 ▶ブドウ糖製剤 ▶ヒドロコルチゾンコハク酸エステルナトリウム(サクシゾン®, ソル・コーテフ®):副腎皮質ホルモン製剤 虎の門病院では, 部署ごとで看護師が静脈内注射(ワンショット)実施可能な薬剤が定められている.	☞ p59
通常, 上肢に表在する静脈で, 固定しやすい箇所 ①尺側皮静脈 ②正中皮静脈 ③橈側皮静脈	▶生理食塩液 ▶乳酸リンゲル液(ラクテック®, ソルラクト® など) ▶維持液(ソルデム 3A®, ソリタックス-H® など) ▶薬剤を溶解, 希釈したもの	☞ p71

薬剤管理の基本

実施と保管を適切に

　注射は，医師の指示した薬剤の**作用，用量，用法，副作用**について正しく理解してから実施する．薬剤について不明な点は，文献や資料など（虎の門病院では『虎の門病院医薬品集』）を用いて確認し，指示内容については医師に確認する．

　また，適正に使用するのはもちろんのこと，**保管管理を適切に行うこと**も重要である．

薬剤の取り違え防止のための原則

① 類似した薬剤名や外観，同種の規格違いなど，薬剤によっては非常に間違えやすいものがあるため，**使用時は指示書と必ず照合**する（準備するとき，投与直前，投与後の最低3回以上）．
② 患者に投与する前に**必ず患者本人にフルネームを名乗ってもらい**，PDA（携帯情報端末）でも照合し，**注射を実施する本人に間違いないことを確認**してから実施する．
③ 注射の準備・実施は，**1患者，1処方箋につき1つのトレイ**を使用し，複数の患者の注射を同じトレイに入れないようにする．また異なる患者の複数のトレイを持って訪室しない．
④ 確認のために，準備した薬剤のアンプルやバイアルは投与後までトレイに保管する．

保管管理の原則

① 薬剤は温度，湿度，光など外的環境の影響を受けて品質が劣化するおそれがあるため，**薬剤ごとに適した条件で保管**する．
② 薬剤には**使用期限**があるため，必ずその期間内であることを確認してから使用し，期限が過ぎたものは薬剤部に返却する．また，使用期限に近くなっても使用する可能性の低い定数配置薬は，早めに薬剤部に返却する．
③ **毒薬・劇薬・向精神薬は，他の薬剤と区別して鍵のかかる保管庫などで保管**する．
④ **麻薬は，麻薬以外の医薬品と区別し，鍵をかけた堅固な設備内に保管**する．使用後の空アンプルや残液は**廃棄せず，使用した部署で一時保管し，速やかに薬剤部に返却**する．

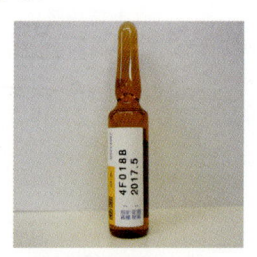

使用期限や保管条件は薬剤のラベルに表示されている

薬剤の準備ができる

目標

- ✓ 薬剤の確認と準備を正確に実施できる
- ✓ ミキシング・プライミングを安全・清潔に実施できる

アンプルからシリンジへの吸い上げ 1-1

1 薬剤の確認

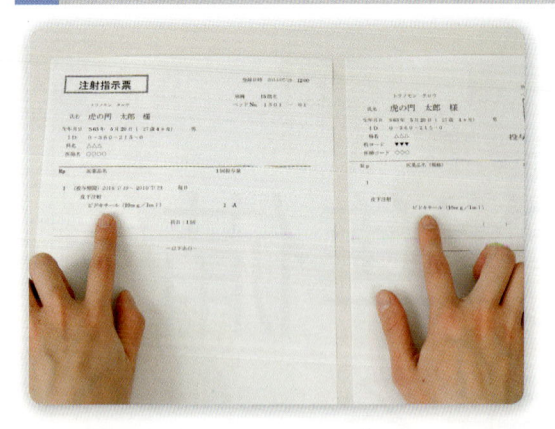

❶注射指示票[*1]と注射処方箋控[*2]を照合し，患者氏名，部屋番号，薬剤名，規格，投与量，投与日，投与時間，投与方法を確認する
❷注射の目的も確認する
❸手指衛生を行い，手袋を着用する

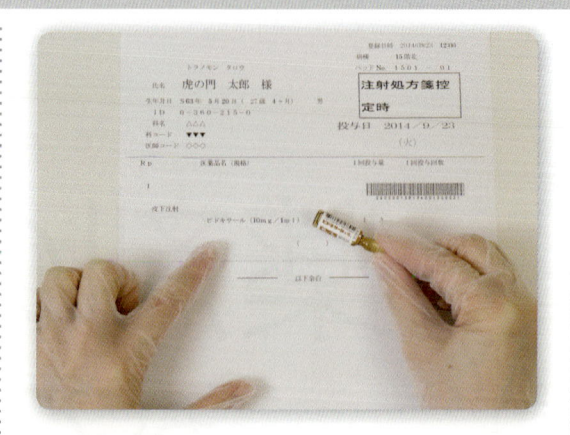

❹注射処方箋控と照合しながら，指示された薬剤を確認する

> **注意　注射施行（実施）時の処方箋控と薬剤の確認は最低3回**
>
> ①準備するとき，②投与直前，③投与後，の3回，必ず注射処方箋控と薬剤を確認する．

> **注意　規格違いの同じ薬剤に注意する**
>
> 同じ薬剤でも規格（mL，mg，濃度など）が異なるものがあるので注意する．

資料　規格違いの同じ薬剤の例

- ブドウ糖：5%，10%，30%，40%，50%，70%
- ラシックス：20 mg，100 mg
- マーカイン：0.125%，0.25%，0.5%

など

　患者個々に適した用量を使いやすいよう，さまざまな規格の薬剤が作られている．指示量以上（あるいは以下）の用量が投与される事故が起こらないよう，規格も必ず確認すること．
　生命にかかわる規格間違いの例として，抗不整脈薬のキシロカイン®の誤投与があった（2%は静注用，10%は点滴静注用．取り違え事故が頻発したため，10%は販売中止となった）．このように，投与方法の異なる複数規格もあるため，規格と併せて投与方法についてもラベルの表示を確認すること．

必修　薬剤ラベルから薬の情報を読み取る

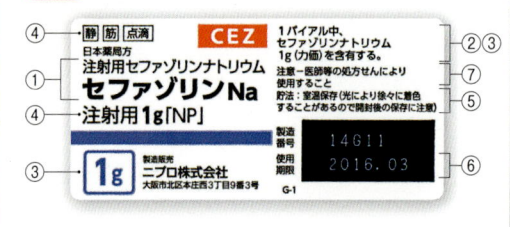

①薬剤名，商品名
②容量　　　　　　　 ┐
③含有量，含有単位　 ┘ 規格
④施行方法・投与方法
⑤保存方法（室温，冷所，遮光など）
⑥使用期限
⑦使用上の注意（要希釈など，指示の必要性の有無）

▶「△ mg / ○ mL」ということは，△ mg の薬効成分が ○ mL の溶液に含まれているという意味．

毒薬 は黒地に白字　┐
劇薬 は白地に赤字　┘ で薬剤名が書かれている

[*1]　注射指示票：医師の指示書．数日先まで指示が可能．カルテに保管しておくもの
[*2]　注射処方箋控：注射当日出力し，ベッドサイドまで持っていける指示書の控え

6

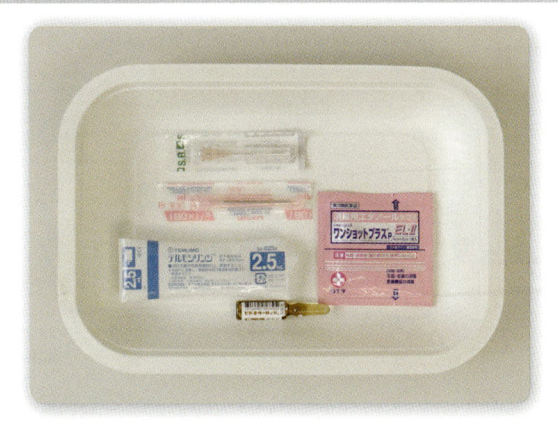

❺薬剤と必要物品を「1患者1処方箋1トレイ」の原則で準備する

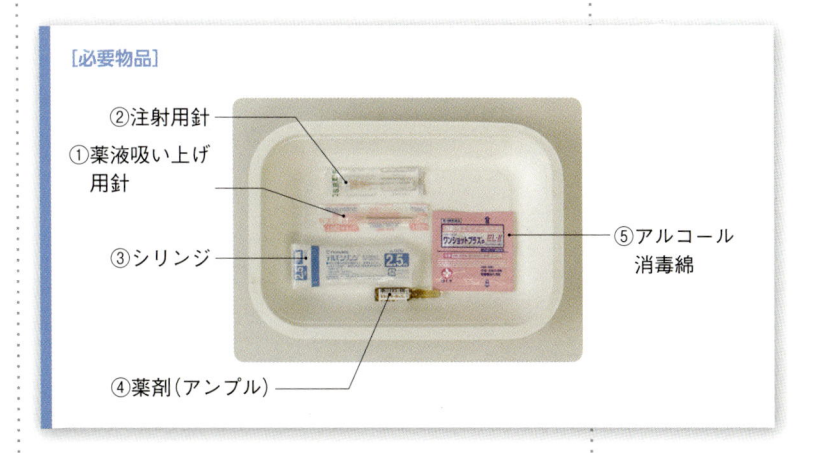

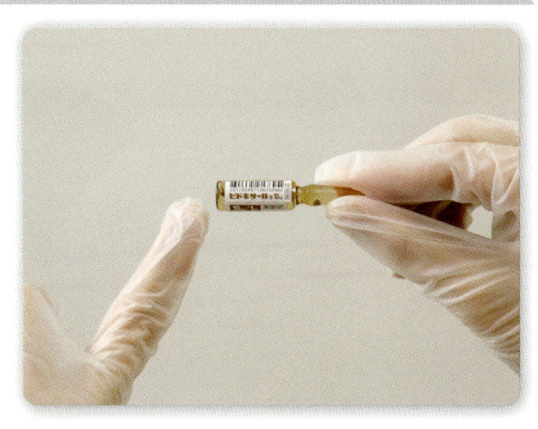

❻薬剤名，規格，使用期限を確認する

必要物品
①薬液吸い上げ用針
②注射用針
③シリンジ
④薬剤（アンプル）
⑤アルコール消毒綿

> **注意　1患者1処方箋1トレイが原則**
> 注射の準備・実施は，取り違えなどがないよう「1患者1処方箋1トレイ」を守る．薬剤が同種類であっても，複数患者の必要物品や薬剤を同じトレイには入れないこと．
> **根拠** 薬剤の取り違え防止

薬剤にはさまざまな単位がある

▶含有量
▷ mg（ミリグラム）$\left[\dfrac{1}{1000}\text{g}\right]$
▷ g（グラム）
▷ μg（マイクログラム）$\left[\dfrac{1}{100万}\text{g}\right]$
▷ mEq〔ミリイクイバレント（メック）〕
▷ U〔ユニット（単位）〕

▶用量
mL（ミリリットル）

▶濃度
%（パーセント）

[必要物品]
②注射用針
①薬液吸い上げ用針
③シリンジ
④薬剤（アンプル）
⑤アルコール消毒綿

アンプルからシリンジへの吸い上げ

1 薬剤の確認（つづき）

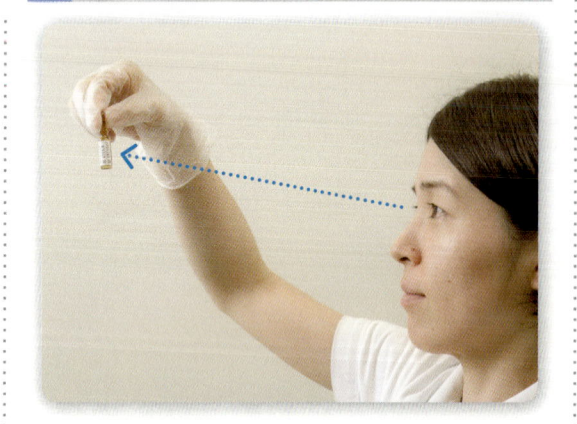

❼混濁や沈殿物などの異常がないか確認する

> 💡 **コツ** 目線より上に持ち，透かして見る
> 内容物がよく見えるよう，明るいところで透かして見る．

2 薬液吸い上げ用針の接続

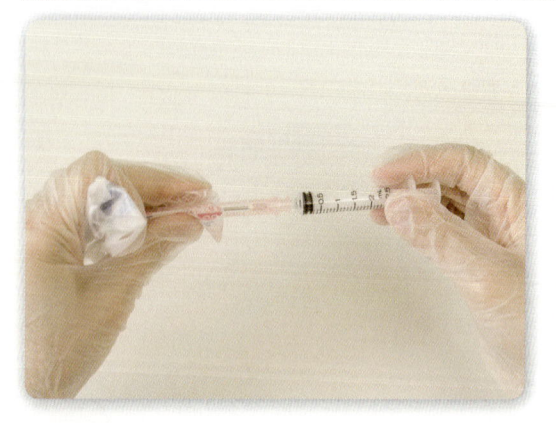

❶接続部を衛生的に保ちながら，シリンジに薬液吸い上げ用針を付ける

> ⚠️ **注意** 接続部を衛生的に保つ
> シリンジの先端や注射針の接続部に触れないように開封する．
> **根拠** 感染防止

> 💡 **コツ** 接続部を衛生的に保って接続する方法 ▶ 1-2

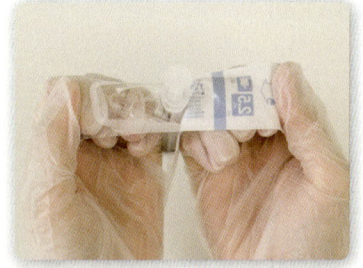

両手でシリンジのパッケージを開封する

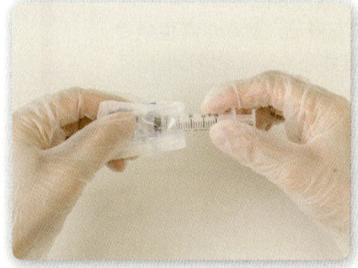

→ 途中までめくり，パッケージを折り返す

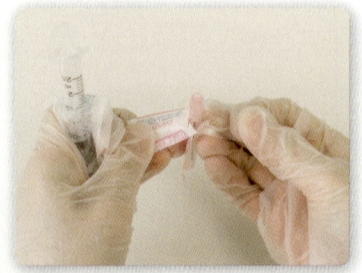

シリンジをパッケージの上から片手で把持したまま，注射針のパッケージを開く．シリンジを持っている側の手の指先で注射針を持つ

→ パッケージからシリンジを完全に取り出し，注射針（薬液吸い上げ用針）を付ける

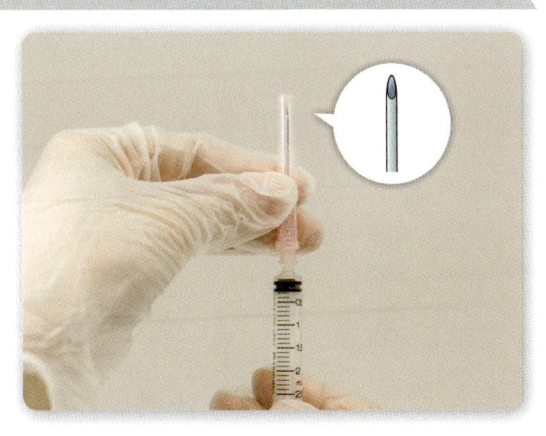

❷刃面と目盛りの向きを合わせる
　根拠　刃面と目盛りを合わせておくと，吸い上げるときに薬液の量がわかりやすい
❸接続したら，いったんシリンジをトレイに置く

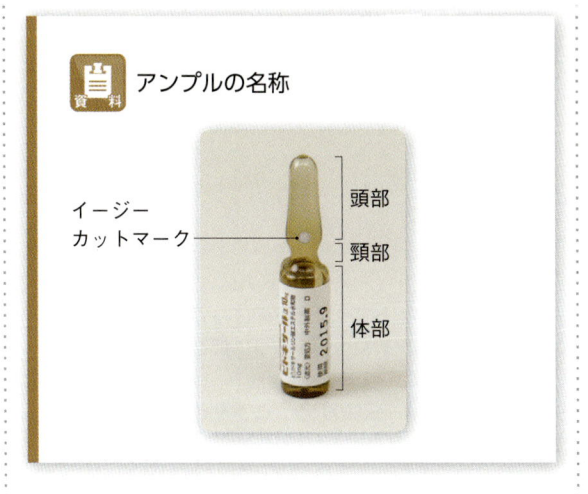

アンプルの名称

- 頭部
- 頸部
- 体部

イージーカットマーク

3　薬液の吸い上げ

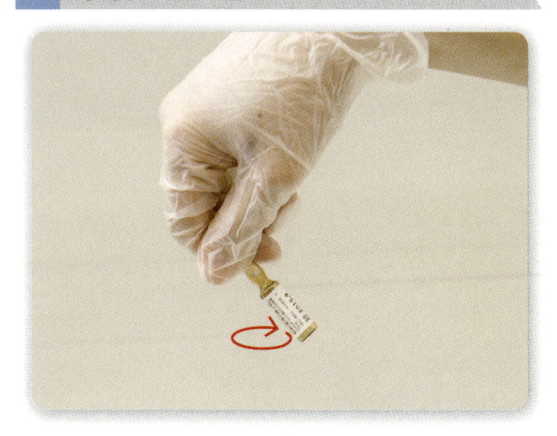

❶アンプル頭部の薬液を下（体部）に落とす

コツ　アンプル頭部の薬液を落とす　1-3

▶アンプルの頭部を持ち，底部で大きく円を描くように回転させる

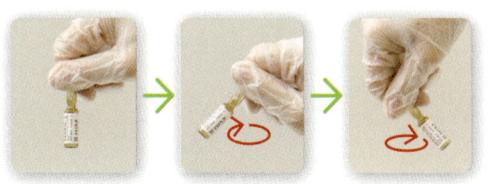

底で円を描くように

▶アンプルの頭部に薬液の泡が残っている場合は，指で頭部を軽くはじくとよい

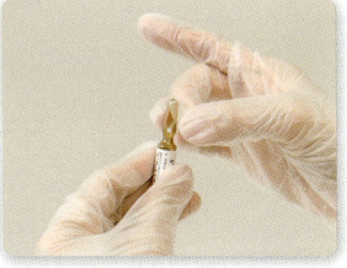

軽くはじく

注意 強くはじかない．上下に振らない

アンプルからシリンジへの吸い上げ

3 薬液の吸い上げ（つづき）

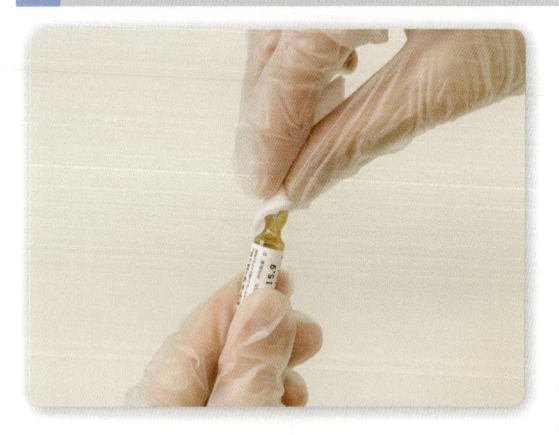

❷アンプルの頸部周辺を消毒綿で拭く

ポイント
▶アンプルの切断面となる周辺を消毒する
　根拠 感染防止

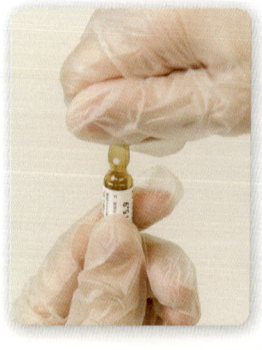

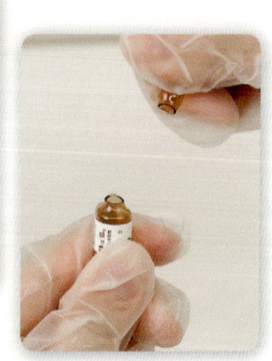

❸アンプルの頸部を折り，開封する
❹折った頭部は廃棄し，アンプル本体はいったんトレイに置く

ポイント
▶イージーカットマークを手前にして頭部に母指を当て，マークの反対側へ倒すように折る
▶アンプルのガラスを粉砕しないよう，注意しながら行う

コツ　アンプル開封は胸の前で

▶胸の前あたりで行うと作業が視界におさまり，危険が少なくてよい

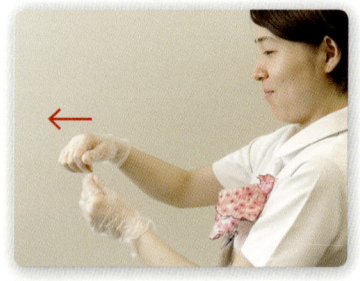

胸の前で

▶イージーカットマークを手前にして，アンプル頭部を手前から反対側へ倒すように折る．横や手前に向けては折らないこと
　根拠 誤った方向に折ろうとするとアンプルが破損したり，ケガをする可能性がある．

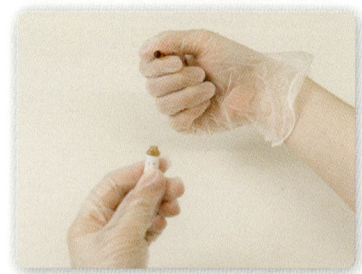

イージーカットマークを手前に，反対側（向こう側）へ折る

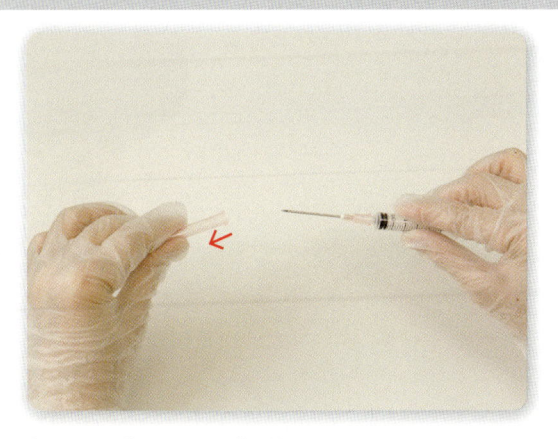

❺シリンジのキャップを外す

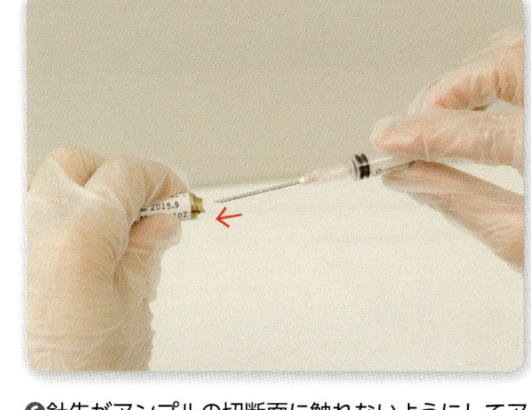

❻針先がアンプルの切断面に触れないようにしてアンプル内に針先を入れる

💡コツ キャップは安定させて外す

根拠 針刺し事故防止

▶怖がらず，一息に外す．おそるおそる外すと，逆に外れた反動で針刺し事故につながる

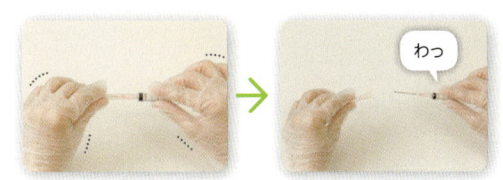

おそるおそる外すと…　わっ　外れた反動を抑えきれず

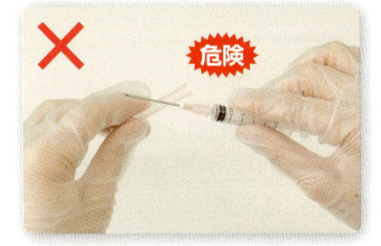

❌ **危険**

針刺し事故につながり，かえって危険！

▶慣れないうちは，安定させるために作業台に両腕を固定して行ってもよい

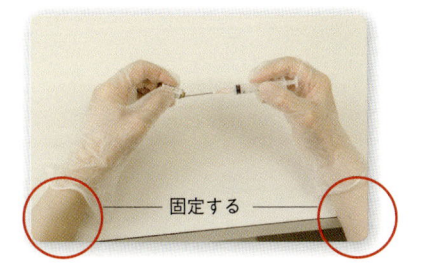

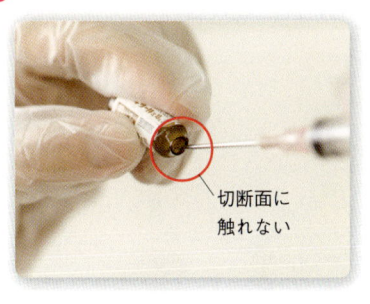

固定する

⚠注意 アンプルの切断面に針先を触れないこと

切断面に触れない

根拠 アンプルの切断面のガラス片などを吸い上げないため（薬液への異物混入につながる）
根拠 切断面で針先を傷つけないため

アンプルからシリンジへの吸い上げ

3 薬液の吸い上げ(つづき)

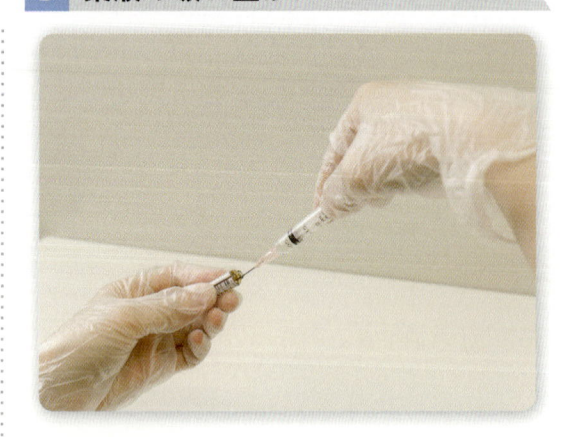

❼指示量の薬液を吸い上げる

💡コツ 吸い上げるときには徐々に傾ける 📱1-4

▶ アンプルを傾け，刃面を下向きにすると最後まで薬液を吸いやすい

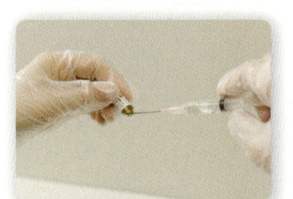

吸っていくにつれてアンプルを傾ける

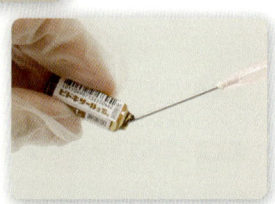

刃面を下向きにする

▶ 内筒を引く指の動き：外筒を母指と示指で持ち，残りの3本で内筒を引くとよい

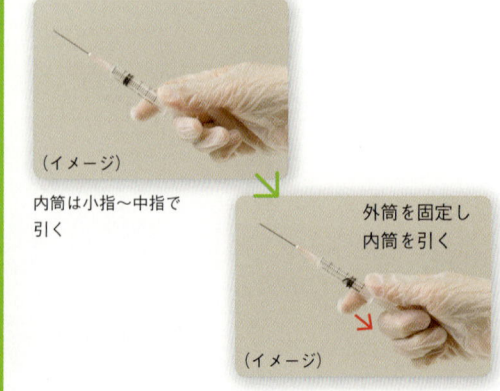

（イメージ）

内筒は小指〜中指で引く

外筒を固定し内筒を引く

（イメージ）

4 薬液量の確認

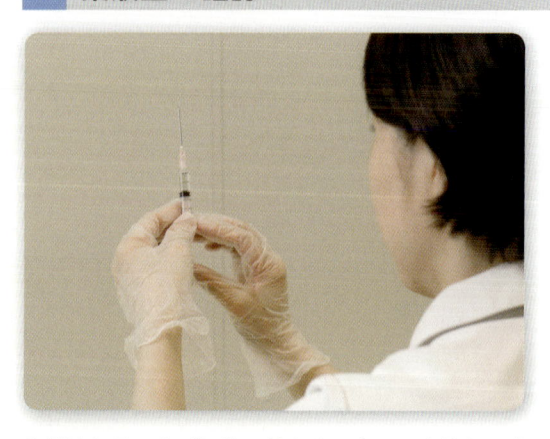

❶薬液を吸い上げた後，針を上に向けて内筒を一度軽く引き（針内の薬液を落とす），押す（針の先端まで薬液を満たすように）
❷指示された量となるよう調整する

ポイント
▶ 薬液に空気が混入している場合，シリンジを指ではじいて気泡を先端に集める

💡コツ 内筒を一度軽く引く

針の先端まで薬液を満たす際，一度内筒を軽く引いて針内の薬液をシリンジ内に戻すとよい．針内にたまっている液が飛んでしまうことを防げる．

✏️必修 1回注射量には上限がある
薬液吸い上げ中に確認すること

▷ 皮下注射：最大 2 mL
▷ 筋肉注射：最大 5 mL
▷ 静脈内注射(ワンショット)：最大 50 mL

これらを超えると激しい疼痛を起こすため，注射部位を変え，何回かに分ける必要がある．

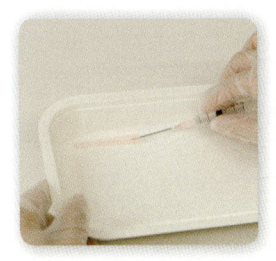

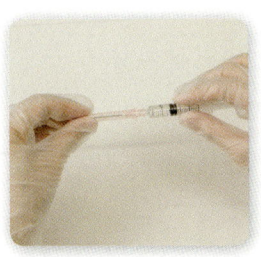

❸キャップに針を戻す

ポイント
▶スクープ法で行う（トレイの角にキャップを置いて固定し，周囲に針先が触れないよう注意しながら針を戻す）

5 薬剤の再確認

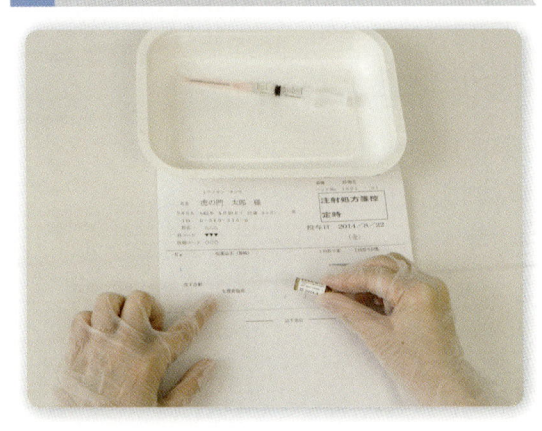

❶もう一度，注射処方箋控と薬剤を照合する

ポイント
▶処方箋控と吸い上げた後のアンプルで薬剤を照合する

根拠 薬剤を取り違えていないかの確認

⚠注意 針刺し事故，不潔になるリスクに注意して，慎重にキャップを戻す

①上記のようなスクープ法

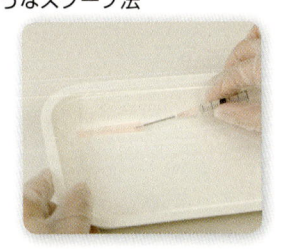

②キャップを手に持ってリキャップする方法

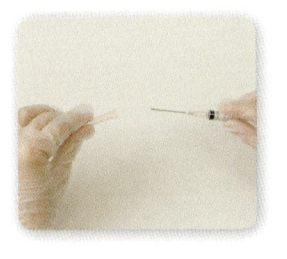

上記の，どちらがより安全かを議論した．

①のメリットは，針を手に刺すリスクはないことで，デメリットとしてトレイに針先が触れることで不潔になるリスクがある．

一方，②のメリットは不潔になりにくいことで，デメリットとして針を手に刺してしまうリスクがある．

ここでは患者への使用前なので，不潔になったら再度やり直すことができる．そのため，針刺し事故防止を優先し，①のスクープ法を採用することにした．

まだ普及はしていないが，リキャップ専用スタンドを使用するという文献もある．

ただし，リキャップをするのはこの場面だけで，**患者への使用後はリキャップは厳禁である．**

アンプルからシリンジへの吸い上げ

5 薬剤の再確認（つづき）

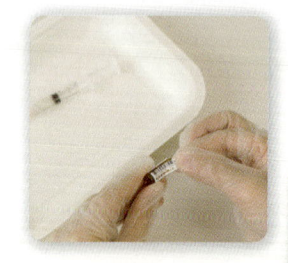

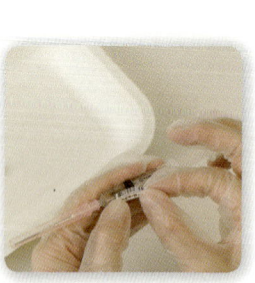

❷アンプルのラベル（副片）をはがし，シリンジに貼る

根拠 シリンジ内に吸い上げた薬剤を判別・確認できるようにするため

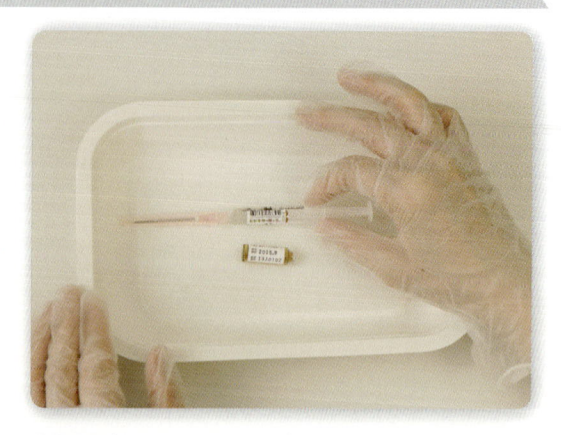

❸薬剤が入っていたアンプルは同じトレイに置く
❹注射処方箋控に薬液準備完了の印を押す

ポイント
▶注射が終了するまで，薬剤のアンプルはシリンジと同じトレイに置いておく
　根拠 注射実施後も薬剤の確認をするため

資料　副片付きラベル

アンプルやバイアルの薬剤のラベルが「副片付きラベル」になってきている．副片とは，薬剤ラベルの一部がミシン目に沿って切り取れるようになっているもの（写真）．薬剤を入れたシリンジやボトルに副片を貼ることで，薬剤を判別・確認しやすい．従来の手書きによる表示と比べて見やすく，薬剤の取り違え防止につながる．

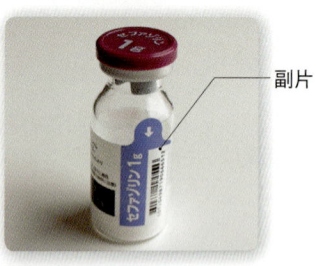

副片が付いているラベル

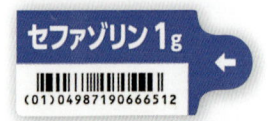

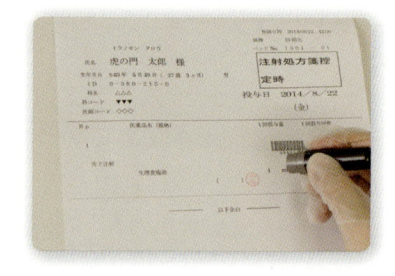

副片

資料　薬液準備完了の印を押す

6 注射用針への付け替え

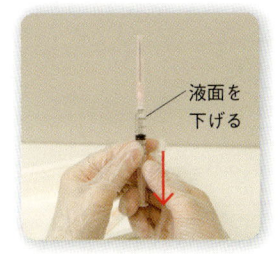

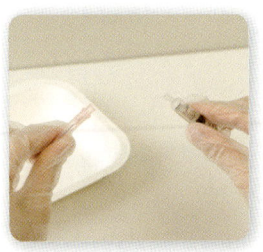

液面を下げる

注射用へ付け替える

❶ 針を上に向けて持ち，いったん内筒を引き下げて，液面を下げる
  - **根拠** 外す針の分，薬液が減ってしまうのを防ぐため
❷ 吸い上げ用針をキャップごと外し，針専用廃棄容器に廃棄する

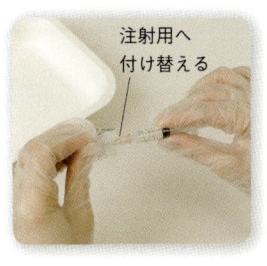

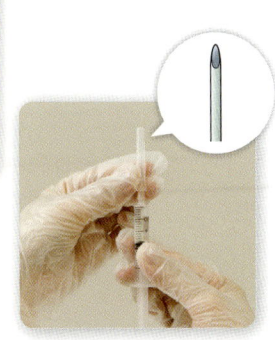

❸ 注射用針を付ける
❹ 刃面と目盛りの向きを一致させる

ポイント
▶ シリンジの目盛りと針の刃面（カット面）を一直線にする
  - **根拠** 注射実施時に，注入した薬液量が見やすい

> **注意　接続部を衛生的に保つ**
> 付け替え時，接続部が周囲に触れないよう注意する．
> **根拠** 感染防止

コツ　接続部を衛生的に保つ手順

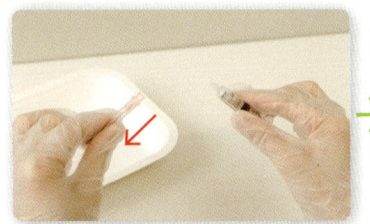

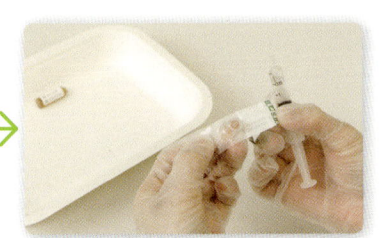

吸い上げ用針をキャップごと外し，針専用廃棄容器に廃棄する → 片手でシリンジを把持したまま，注射用針のパッケージを半分ほど開け，接続する

アンプルからシリンジへの吸い上げ

7 最終確認, ベッドサイドへ

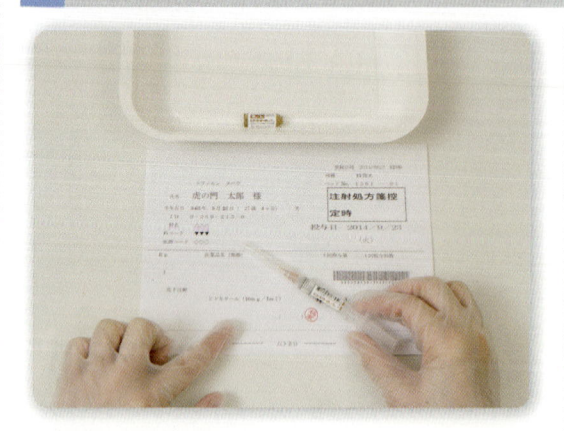

❶ 再度, 注射処方箋控と照合しながら, 患者氏名, 部屋番号, 薬剤名, 規格, 投与量, 投与日, 投与時間, 投与方法を確認する
❷ 手袋を外し, 手指衛生を行う

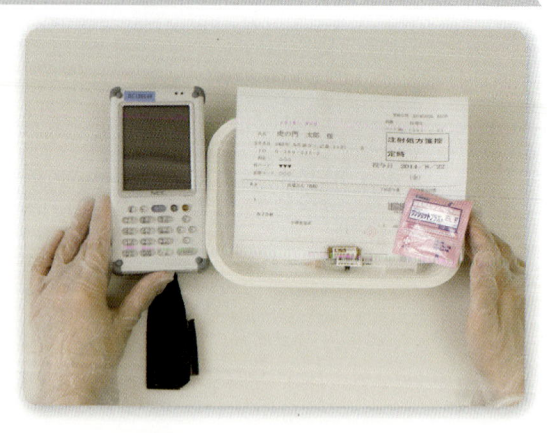

❸ トレイにアルコール消毒綿などを入れ, PDA(携帯情報端末)を持って患者のところへ行く

ポイント
▶ 針専用廃棄容器も持っていくのを忘れない
▶ 虎の門病院では患者確認のため, PDA を使用している (☞ p35)

注意 ここまでの作業は, 中断せずに行うこと

途中で止めて別の作業をしたりしないこと.
根拠 薬剤の取り違えなどのリスクが高まる
根拠 不潔になるリスクが高まる

注意 1 患者に 1 処方箋 1 トレイのみを持っていく

異なる患者の複数のトレイを持ってベッドサイドに行かない.
根拠 薬剤の取り違え防止

バイアルから点滴ボトルへのミキシング・プライミング　1-5

1　薬剤の確認

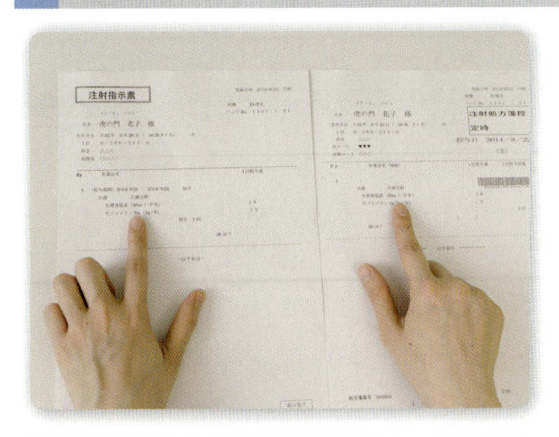

❶注射指示票と注射処方箋控を照合し，患者氏名，部屋番号，薬剤名，規格，投与量，投与日，投与時間，投与方法を確認する
❷注射の目的も確認する
❸手指衛生を行い，手袋を着用する

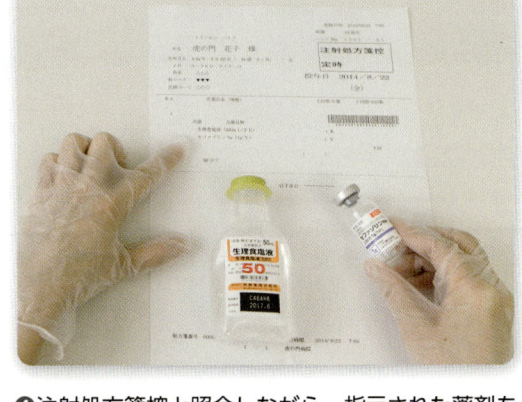

❹注射処方箋控と照合しながら，指示された薬剤を確認する

注意　規格違いの同じ薬剤に注意する

同じ薬剤でも規格（mL，mg，濃度など）が異なるものがあるので注意する（詳細☞p6）．

注意　注射施行（実施）時の処方箋控と薬剤の確認は最低3回

①準備するとき，②投与直前，③投与後，の3回，必ず注射処方箋控と薬剤を確認する．

資料　薬剤の準備を行う部屋は整理整頓し，清潔に

薬剤を取り扱う部屋は清潔でなければいけない．また，作業を中断しなくてもよいように，薬剤の準備を行う部屋は整理整頓を心がける（作業の中断は薬剤の取り違えや量の間違いなどのミスにつながる）．

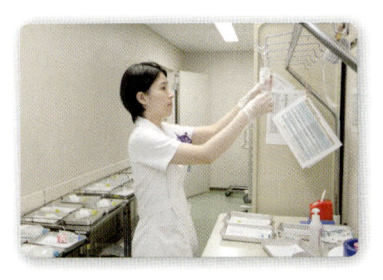

注意　抗悪性腫瘍薬は，特に取り扱いに注意する

抗悪性腫瘍薬の中には，発癌性や催奇形性を有するものがある．そこで，これらを取り扱う際には，手袋，マスク，ゴーグルを装着して，皮膚への薬剤の付着（汚染）に十分に注意する．抗悪性腫瘍薬の取り扱いについて，不明な点は薬剤部に問い合わせる．

バイアルから点滴ボトルへのミキシング・プライミング

1 薬剤の確認(つづき)

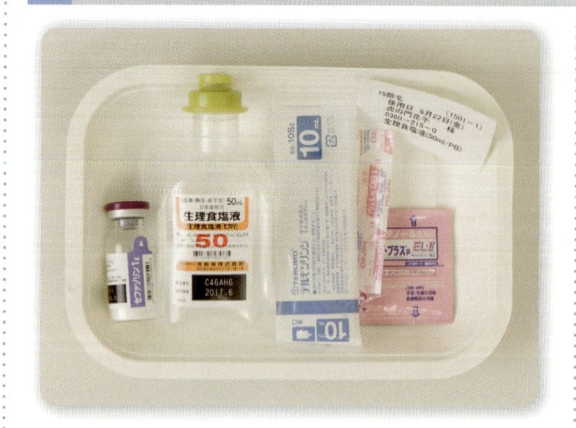

❺薬剤と必要物品を「1患者1処方箋1トレイ」を原則に準備する

必要物品
①薬剤(バイアル)
②溶解液(点滴用ボトル)
③シリンジ
④薬液吸い上げ用針
⑤患者氏名,使用日時,薬剤名などのラベル
⑥アルコール消毒綿

> **注意** 1患者1処方箋1トレイが原則
>
> 注射の準備・実施は,取り違えなどがないよう「1患者1処方箋1トレイ」の原則を守る.薬剤が同種類であっても,複数患者の必要物品や薬剤を同じトレイには入れないこと.

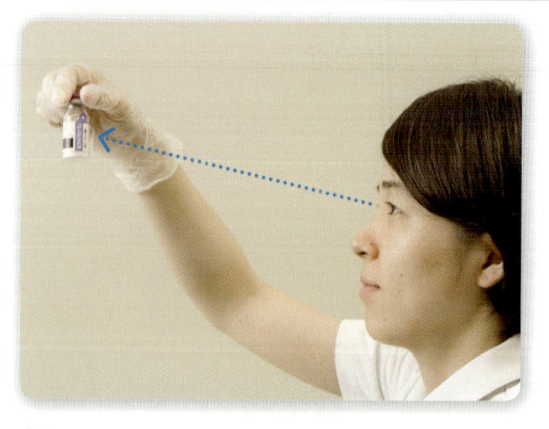

❻薬剤名,規格,使用期限を確認する
❼混濁や沈殿物などの異常がないかも確認する

ポイント
▶バイアル,点滴ボトル両方を確認する

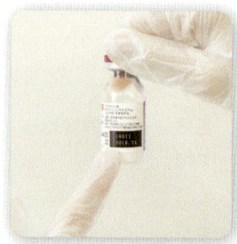

使用期限内かどうか確認　　明るい室内で透かして見る

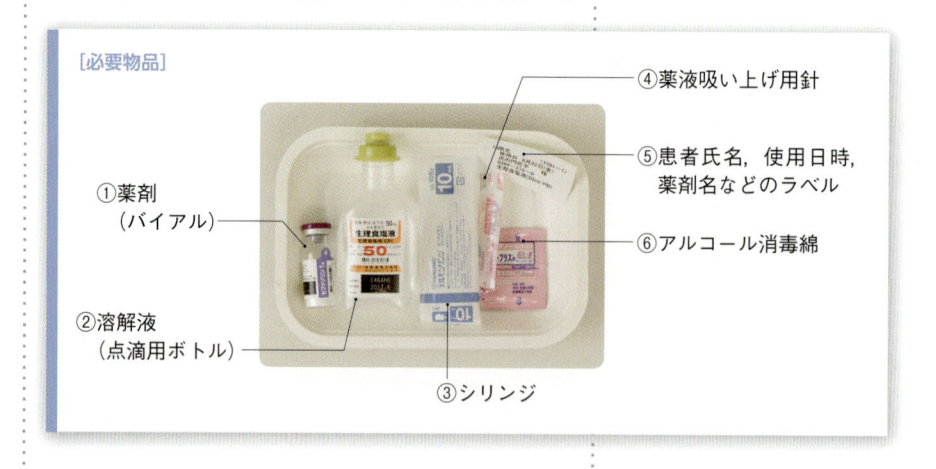

[必要物品]

①薬剤(バイアル)
②溶解液(点滴用ボトル)
③シリンジ
④薬液吸い上げ用針
⑤患者氏名,使用日時,薬剤名などのラベル
⑥アルコール消毒綿

2 バイアル, 点滴ボトルの消毒

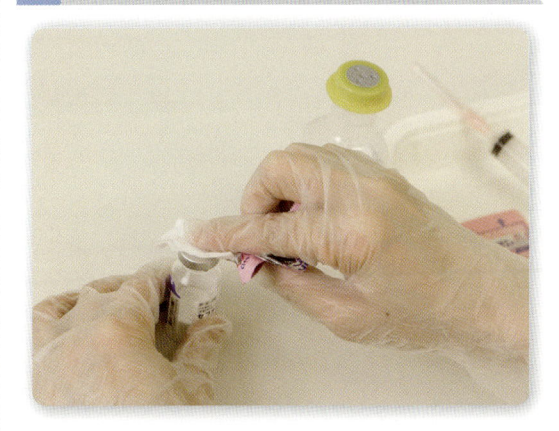

❽点滴ボトルに, 患者氏名, 使用日時, 薬剤名の書かれたラベルを貼る

❶バイアルと点滴ボトルのふたを取り, それぞれ消毒綿を替えてゴム栓を拭き, 消毒する

必修 点滴ボトルを下げた状態の向き(上下が逆になる)に合わせてラベルを貼ること

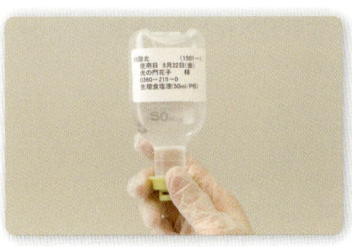

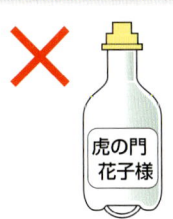

吊り下げるとラベルは逆になる

ポイント
▶消毒綿で拭いた後は, しっかりと乾燥させる

注意 しっかり乾燥させる
アルコールは揮発時に消毒効果を発揮する.
根拠 感染防止

コツ アルコール綿を清潔に保つ方法

袋を斜めに破いて, 中身を取り出さずに使用すると, アルコール綿を清潔に保ちやすい.

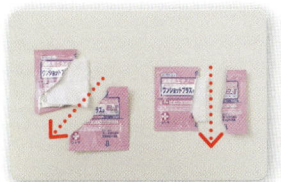

左:斜めに袋を破いたもの
右:通常

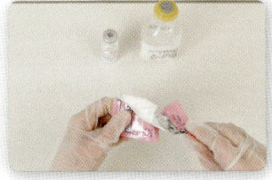

斜めに袋を破く

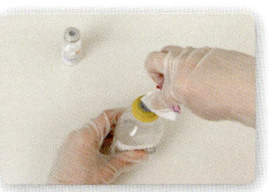

消毒綿を取り出さずに使用する

バイアルから点滴ボトルへのミキシング・プライミング

3 薬液吸い上げ用針の接続

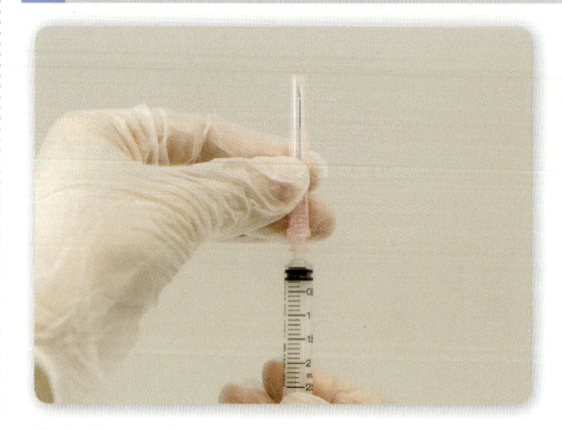

❶接続部を衛生的に保ちながら，シリンジに薬液吸い上げ用針を付ける（☞ p8）

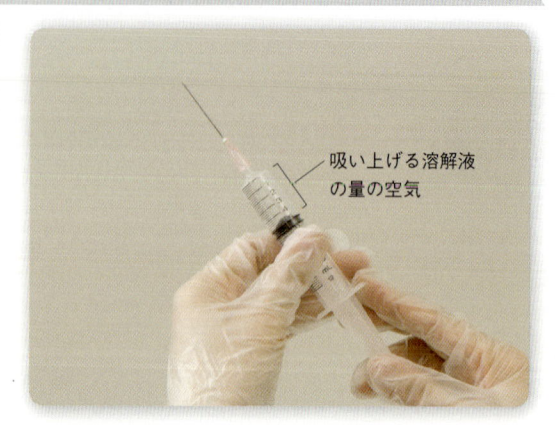

❷針の通気を確かめ，吸い上げる溶解液の量の空気を入れておく

注意 接続部を衛生的に保つ

シリンジの先端や注射針の接続部に触れないように開封し，接続する．
根拠 感染防止

ポイント
▶ 薬剤によっては，溶解液の量や種類が決まっているため確認する（☞ p31）
▶ 必要となる溶解液の量を考慮して，シリンジの大きさも選んでおく

コツ 吸い上げる溶解液の量の空気をボトル内に入れておくと，液を吸い上げやすい

吸い上げる溶解液の量の空気を点滴ボトル内に注入し，ボトル内を適度に陽圧にすることで，必要量が吸い上げやすくなる．

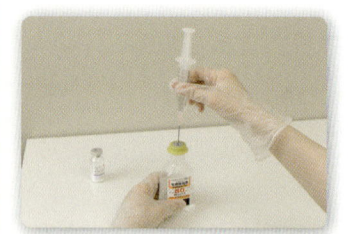

点滴ボトルを台に置き，ゴム栓に垂直に針を刺す

シリンジ内の空気をボトルへ注入する（ボトルを台に置いたままでもよい）

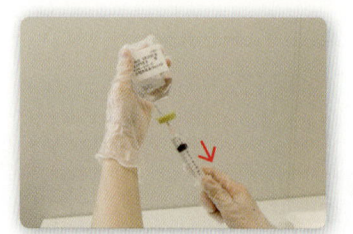

ボトル内圧が適度に高まり，必要量が吸い上げやすくなる

4 薬剤の溶解

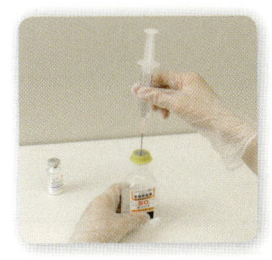

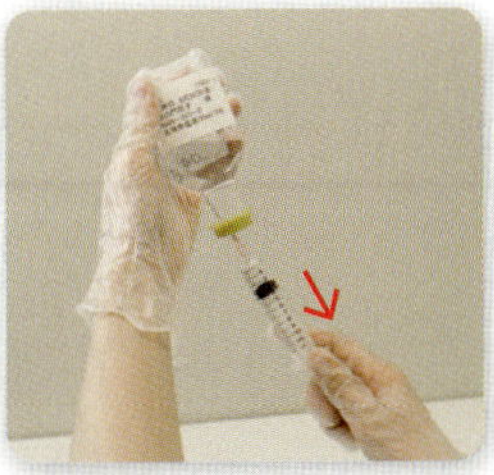

❶点滴ボトルのゴム栓に針を垂直に刺し，シリンジ内の空気を注入する
❷逆さにし，点滴ボトル内の溶解液を吸い上げる
❸ボトルを台に置き，針を垂直に抜く

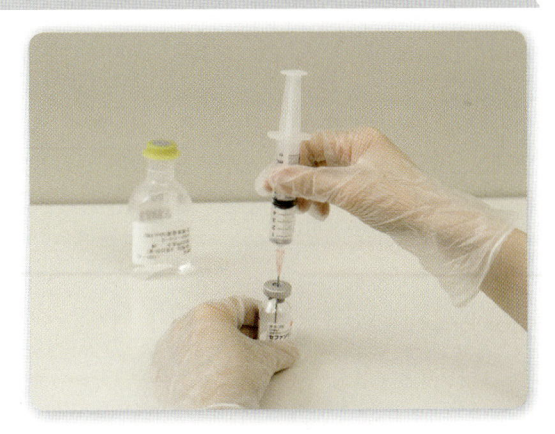

❹バイアルのゴム栓に針を垂直に刺す

ポイント
▶針を刺すとき，抜くときは，ゴム栓に対し垂直となるようボトルやバイアルは台に置いて行う
▶消毒したゴム栓が周囲に触れないよう注意する

⚠注意 針は斜めに刺さない

根拠 ゴム栓に対して斜めに針を刺すと，針のヒール部でゴム栓の一部が削り取られ，容器内に異物が混入するリスクがある（＝**コアリング**）
回しながら刺したり，同一箇所を複数回刺すなどの操作によっても起こるため，注意する

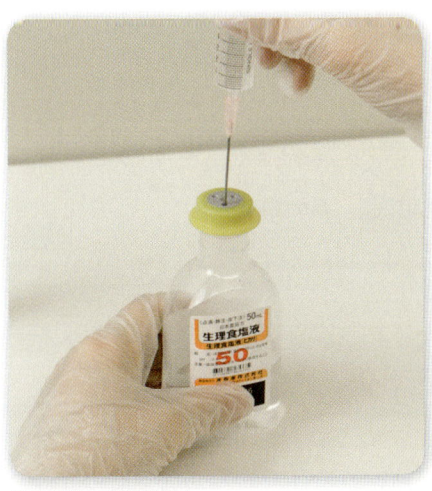

▶コアリング発生の機序

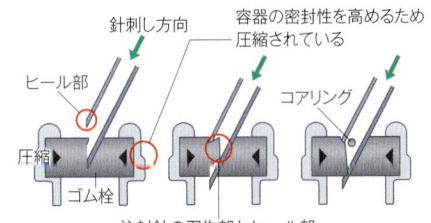

針刺し方向 / 容器の密封性を高めるため圧縮されている / ヒール部 / コアリング / 圧縮 / ゴム栓 / 注射針の刃先部とヒール部（かかと）により削り取られる

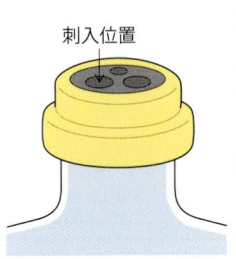

垂直に刺し，垂直に抜く

刺入位置

ゴム栓に刺入位置が示されている製品もある

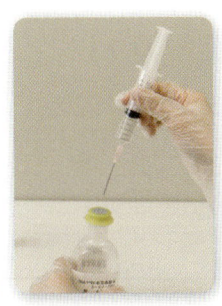

針を刺すときも抜くときも，安全のためボトルを台に置く

バイアルから点滴ボトルへのミキシング・プライミング

4 薬剤の溶解（つづき）

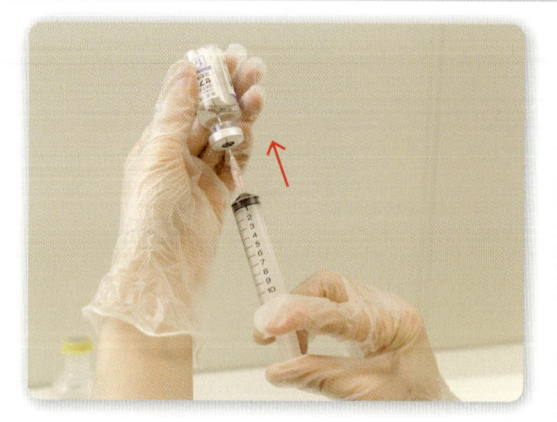

❺ バイアルに溶解液を静かに注入する（慣れない場合は台に置いて注入する）

ポイント
▶ 溶解液は泡立たないよう，静かに注入する

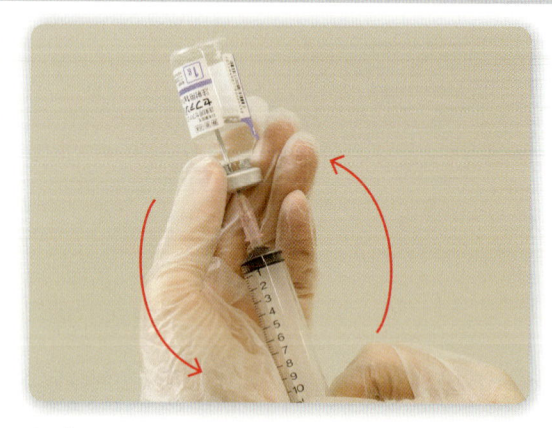

❻ バイアルとシリンジを持ったまま静かに上下させ，溶解する（内筒には圧力をかけたままにする）

ポイント
▶ 泡立たせないよう注意する

資料 薬液充填と「圧」

▶ **吸い上げやすくする工夫（内圧を上げておく）**
ボトル（バイアルなど）から薬液を吸い上げる際には，吸い上げたい液体の量の空気（気体）を注入しておくことで，吸い上げやすくなる．

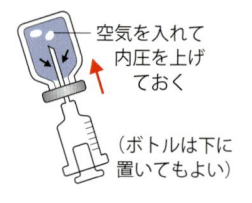

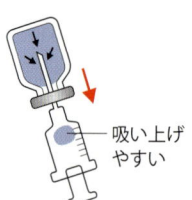

- 空気を入れて内圧を上げておく
- （ボトルは下に置いてもよい）
- 吸い上げやすい

▶ **液の噴き出し防止の工夫（内圧が高まりすぎるのを防ぐ）**
溶解液などをボトルに入れた後は，針先を液面から出し，内部の空気（気体）を溶解液と同量抜いておく（針先を液面から出すと自然に内筒が動き，空気が抜ける）．内筒に圧をかけたままボトルやバイアルから針を抜くと，次に針を刺したときに液が噴き出す．

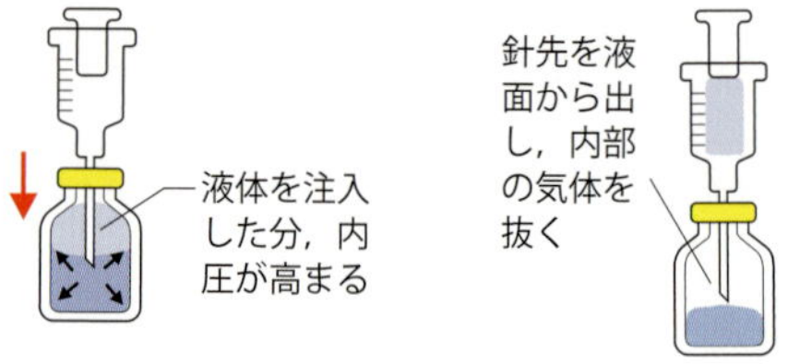

- 液体を注入した分，内圧が高まる
- 針先を液面から出し，内部の気体を抜く

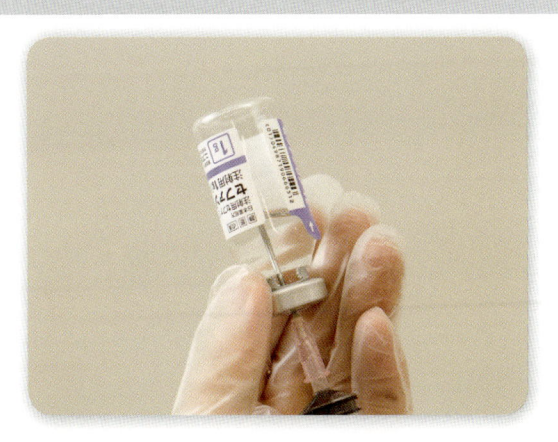

❼ 薬剤がすべて溶けていることを確認する

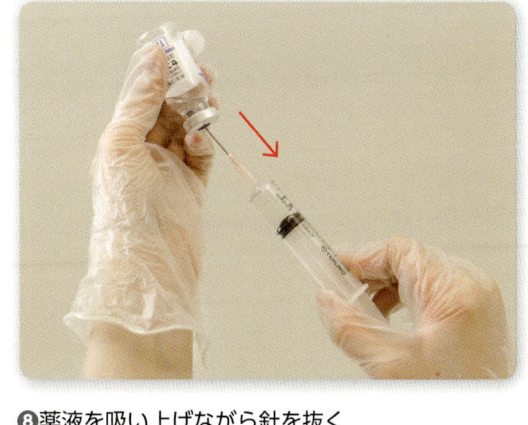

❽ 薬液を吸い上げながら針を抜く

ポイント
▶ バイアル内をしっかりと見て，溶け残った薬剤がないかチェックする

コツ 注射器を抜いて溶解する方法（溶解しにくい薬剤の場合）

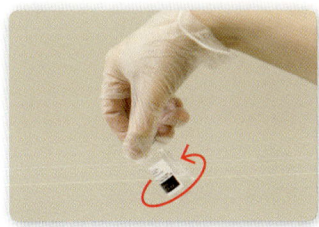

入れた液体と同量の空気を抜いてから針を抜き，バイアルを軽く回転させ溶解する

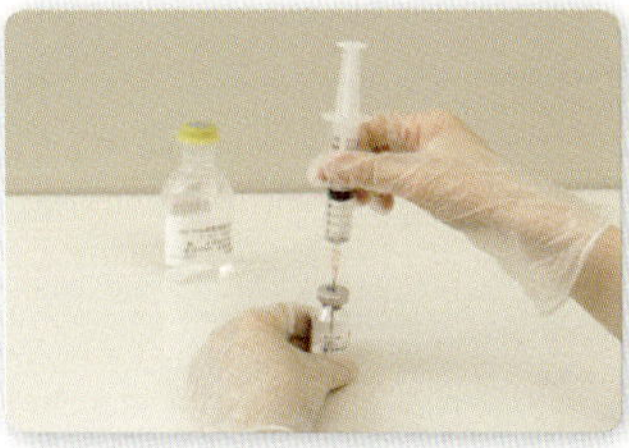

コアリングに注意して針を再刺入する

コツ バイアルの薬液を残さず吸い上げるコツ

バイアル内頸部のゴム部分には一部隙間がある．その隙間に針先を当てながら吸うと，完全に吸い上げることができる．

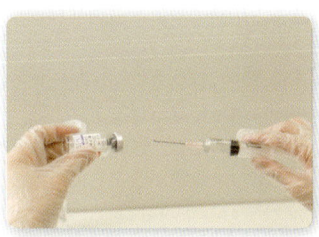

傾けながら最後まで吸い上げ，針を抜く

薬剤の準備（バイアル・ミキシング・プライミング）

バイアルから点滴ボトルへのミキシング・プライミング

5 ミキシング（希釈）

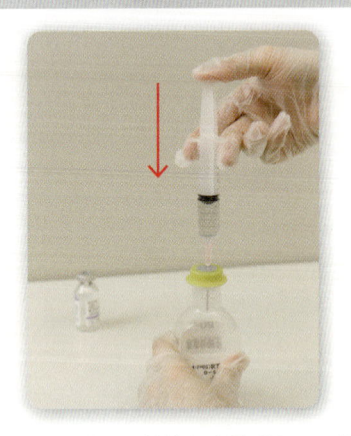

❶バイアルから吸った薬液を点滴ボトルへ注入する（ミキシング）
❷シリンジを針ごと針専用廃棄容器（もしくは鋭利な感染性廃棄物廃棄容器）に廃棄する

6 薬剤の再確認

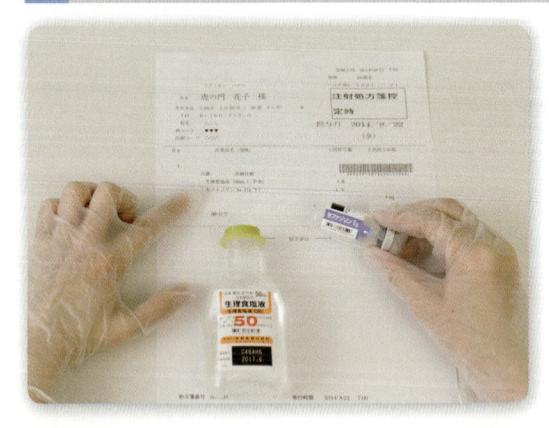

❶注射処方箋控と点滴ボトル，バイアルを再度確認する
   根拠 薬剤を取り違えていないかの確認
❷注射処方箋控と患者氏名，部屋番号，薬剤名，規格，投与量，投与日，投与時間，投与方法を確認する

注意 点滴ボトル（バッグ）内が陽圧になっていないか確認

薬液を注入する点滴ボトルから溶解液を抜かなかった場合や，薬液を直接点滴ボトルへ注入する場合は，注入する薬液と同量の空気を点滴ボトルから吸引しておく．

根拠 圧抜きをしないで点滴を開始すると，点滴ボトル内は陽圧になったままなので，点滴実施時に薬液が漏れたり，通気針が薬液でぬれて通気不良となり，点滴が途中で止まることがある．

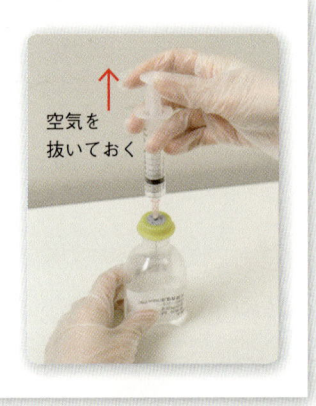

空気を抜いておく

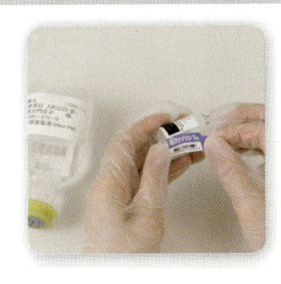

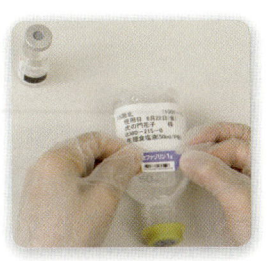

❸薬剤のラベルの副片をはがし，混注した点滴ボトルに貼る

根拠 シリンジ内に吸い上げた薬剤を判別・確認できるようにするため

ポイント
▶ラベルははがれないように，しっかりとボトルに貼る．はがれ落ちたら，どんな薬剤が溶解されているかわからなくなるため，注意する

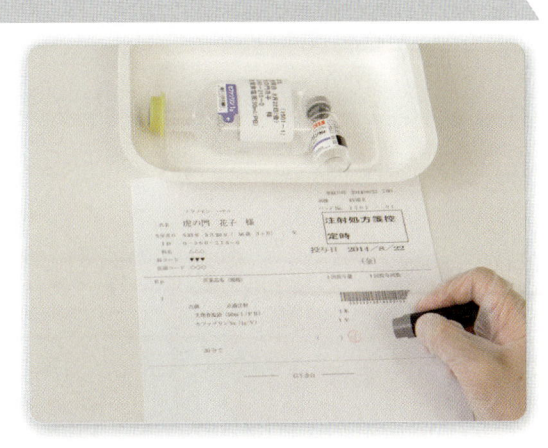

❹準備した薬剤のバイアルはトレイに入れておく
❺注射処方箋控にミキシング完了印を押す

ポイント
▶薬剤のバイアルは，点滴終了まで注射処方箋控と一緒のトレイに入れて残しておく
　根拠 点滴実施後も薬剤の確認をするため

バイアルから点滴ボトルへのミキシング・プライミング

7 プライミング

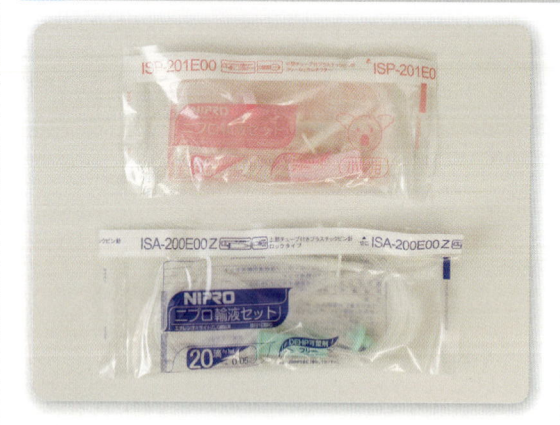

❶適切な輸液セットを選択し，びん針や接続部に触れないよう注意して袋から取り出す

ポイント
▶輸液セットには 20 滴/mL と，60 滴/mL（小児用）がある

禁忌 薬剤に適合しない輸液セットは使用不可
(p27 下参照)

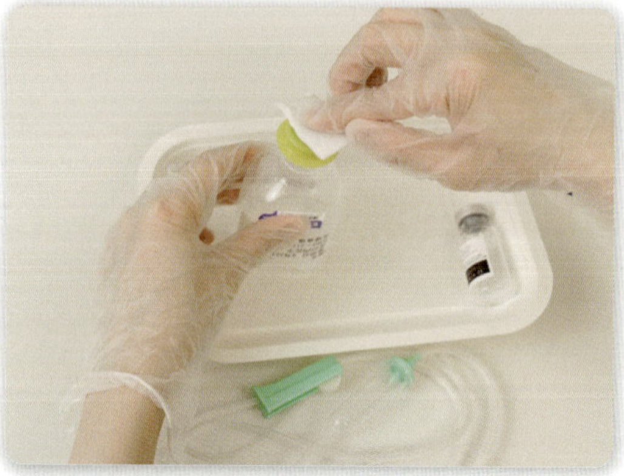

❷点滴ボトルのゴム栓を消毒綿で拭く
根拠 感染防止

必修 20 滴/mL と 60 滴/mL．どう選ぶ（滴下数の計算 p98）

左：20 滴/mL
右：60 滴/mL（小児用）

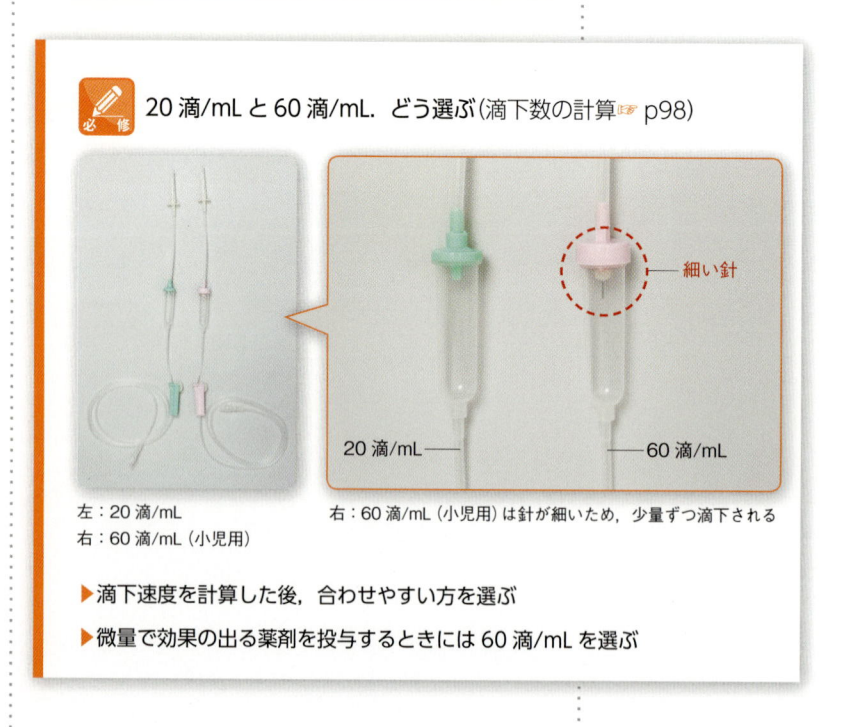

20 滴/mL ——
—— 60 滴/mL
細い針

右：60 滴/mL（小児用）は針が細いため，少量ずつ滴下される

▶滴下速度を計算した後，合わせやすい方を選ぶ
▶微量で効果の出る薬剤を投与するときには 60 滴/mL を選ぶ

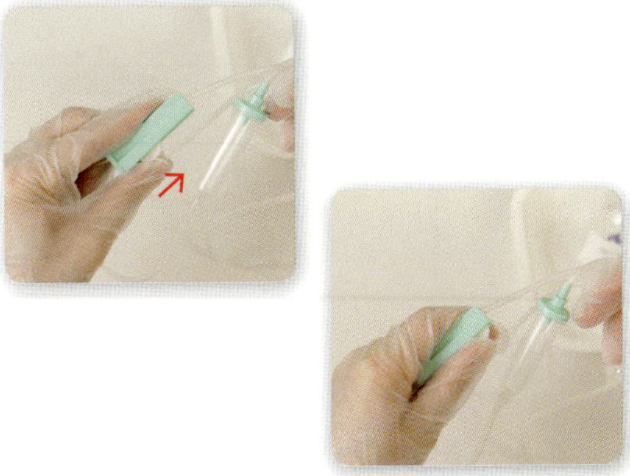

❸輸液セットのクレンメを閉じる（ローラークレンメの開閉 p85）

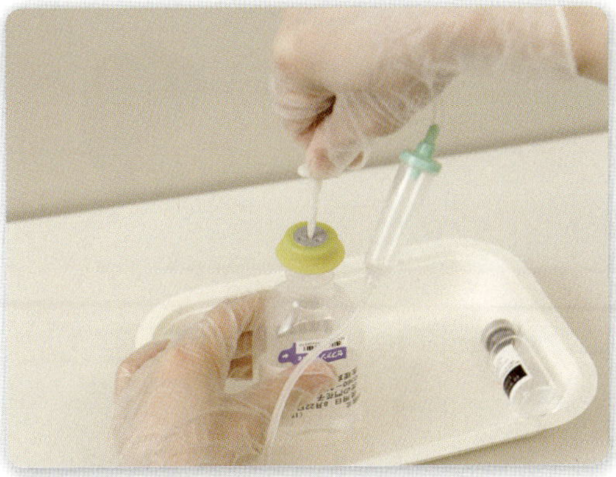

❹輸液セットのびん針を点滴ボトルのゴム栓にまっすぐ刺入する

ポイント
▶ガラスボトル，プラスチックボトルの場合は通気針（エア針）を刺して，ボトル内が陰圧になるのを防ぐ

資料 通気針（エア針）

ガラスボトルやプラスチックボトルの場合，点滴が進むにつれてボトル内の内容量が変わって陰圧となり，薬液が適切に滴下しなくなる．そこで，投与された薬液量と同量の空気を取り込めるよう，通気針（エア針）を刺しておく．

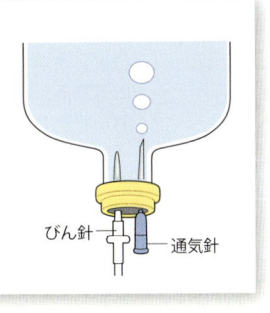

びん針 ― 通気針

⚠禁忌 ポリ塩化ビニル（PVC）製の輸液セット使用不可の薬剤について

▶ポリ塩化ビニル（PVC）製の輸液セットには，優れた柔軟性と化学的安定性という長所がある一方，柔軟性向上のために添加されている可塑剤であるDEHP（フタル酸ジ-2-エチルヘキシル）を溶出させてしまう薬がある（DEHPは精巣毒性の報告あり）．その場合には，DEHP可塑剤フリーの輸液セットを使用しなくてはならない．

▶また，PVCに付着する薬剤もある．その場合には，PVCフリーの輸液セット（DEHP可塑剤フリーでもある）を使用しなくてはならない（一覧参照）．ただし，コストはDEHP可塑剤フリーの倍以上である．

▶虎の門病院では，コスト面と管理面から上記2種類の輸液セットを採用し，通常はDEHP可塑剤フリーを，PVCフリーの薬剤の場合はPVCフリーを使用している．

▶PVCフリーの輸液セットを使用する主な薬剤一覧
タクロリムス（プログラフ注®）
エトポシド（ラステット注®）
パクリタキセル（パクリタキセル注®，タキソール注®）
シクロスポリン（サンディミュン注射液®）
エノシタビン（サンラビン点滴静注用®）
ニトログリセリン（ミオコール静注®）

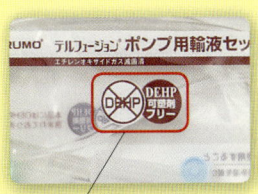

DEHP可塑剤フリー

PVCフリー

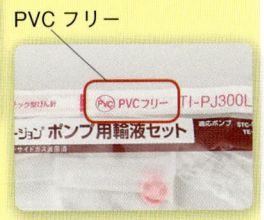

バイアルから点滴ボトルへのミキシング・プライミング

7 プライミング（つづき）

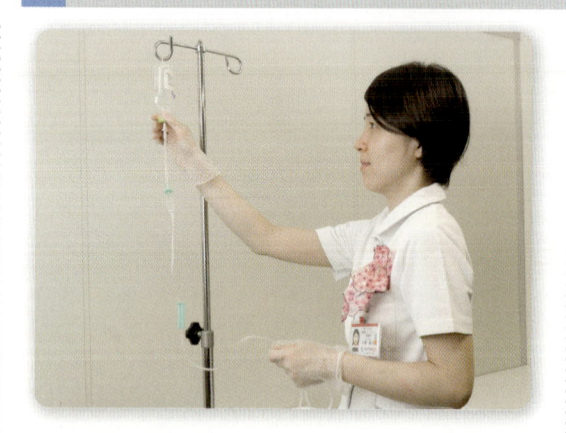

❺点滴ボトルをスタンドにかけ，チューブの先端を下に下げる

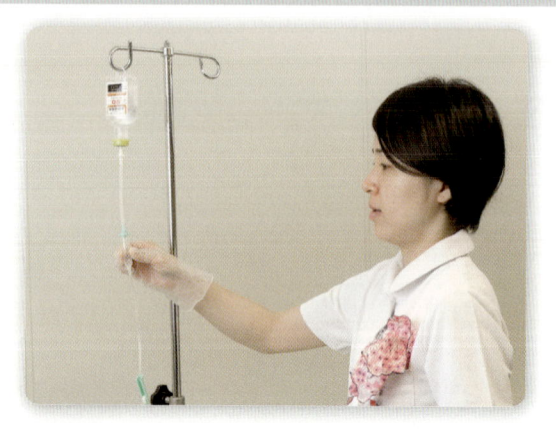

❻点滴筒に1/3〜1/2量の薬液を満たす（ポンピング）

必修 点滴筒に輸液を送る方法

▶ポンピング
クレンメを閉じたまま点滴筒を指でつぶすと，その分の空気が上に吊るした点滴バッグに送られ，逆にその分の薬液が下に落ちてくる．1/3〜1/2の分量をためる．ポンピングをしすぎたときには点滴バッグを逆さにし，バッグ内の針を薬液面から出した状態でポンピングすると，薬液がバッグに戻る．

▶クレンメを少し開き，点滴筒を逆さにする
クレンメを開くと，薬液は点滴バッグと点滴筒との高低差で自然に落ちる．点滴筒で薬液をためておくために筒を逆さにする．1/3〜1/2の分量をためる．

▶薬液をためる目安
筒内の液が多すぎると滴下を観察しにくく，少なすぎると空気が入るおそれがあるため，1/3〜1/2の分量をためる．

点滴筒を押しつぶした体積分の空気が上昇
押す／押す
つぶした空気分の薬液が落ちる
クレンメ　必ず閉じる

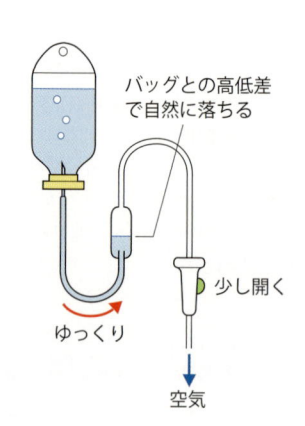

バッグとの高低差で自然に落ちる
ゆっくり　少し開く
空気

✕ 観察しにくい　　✕ 空気が入る

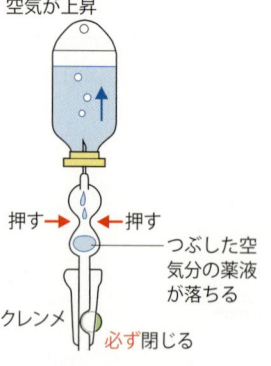

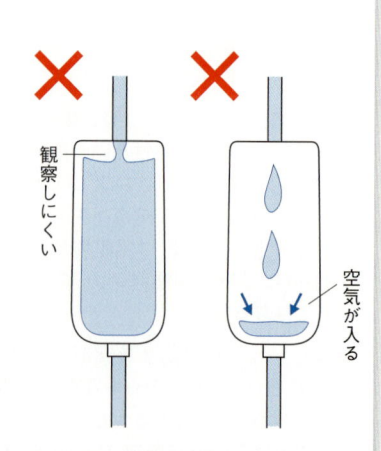

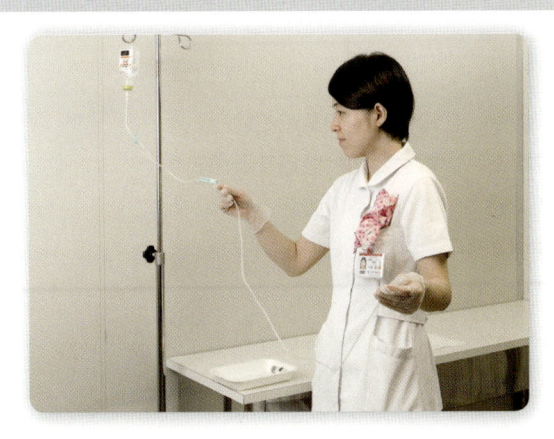

❼クレンメを開き，延長チューブの先端まで薬液を満たす
❽輸液ルートに空気が入っていないか確認する
根拠 空気塞栓の予防

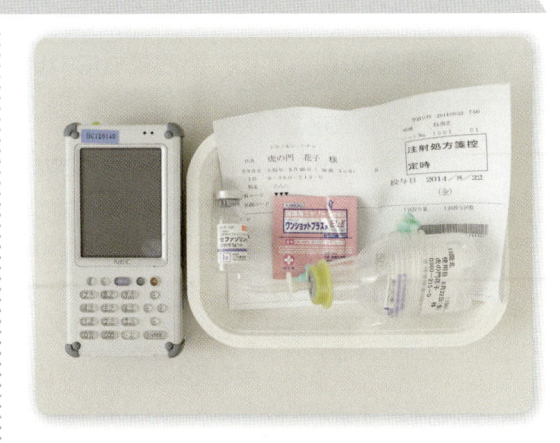

ポイント
▶点滴実施時のことを考え（患者の体動など），さらに長さが必要な場合は，事前に延長チューブを輸液セットの先端につけ，同じように薬液で満たしておく

❾トレイにセットし，PDAを持って患者のところへ行く

ポンピングの方法 1-6
▶点滴筒をゆっくり押しつぶして離すと，押した分の薬液が落ちてくる

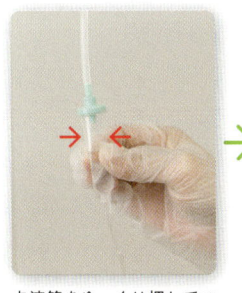

点滴筒をゆっくり押してつぶす 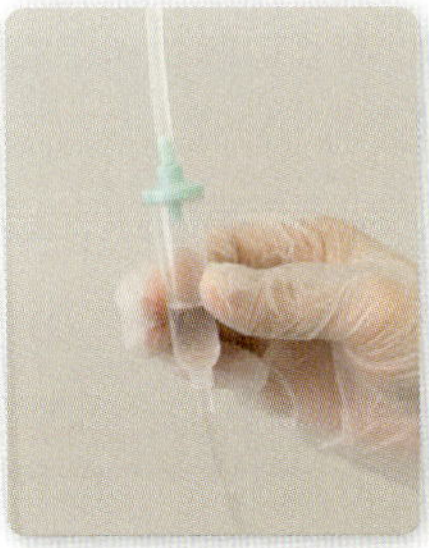　　離すと薬液が落ちてくる

チューブ内の空気の抜き方 1-7
▶指ではじいて空気を上部に送る

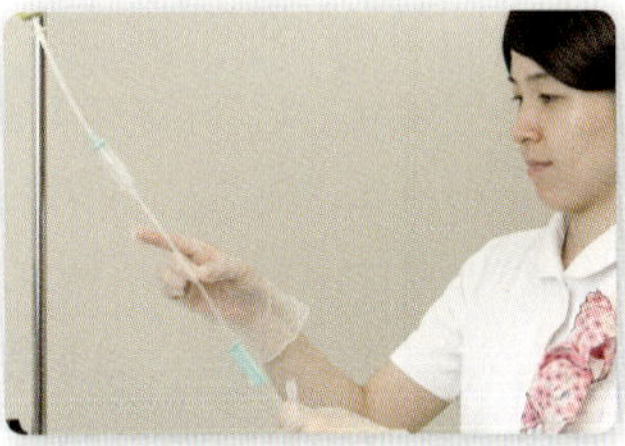

▶太めのペンや指などにチューブを巻いて，空気を上部に送る

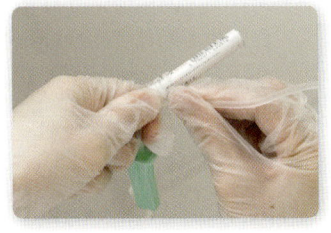

注意 DEHP可塑剤フリー，PVCフリーのチューブはペンを使用しての空気送りは行わない

根拠 DEHP可塑剤フリーやPVCフリーのチューブの場合，強く巻きすぎるとチューブそのものが変形してしまうおそれがあるため

薬剤の準備（バイアル・ミキシング・プライミング）

29

薬剤の配合変化

注射薬の配合変化，配合禁忌について

▶個々の薬剤の安定性，安全性は保障されているが，2種類以上の薬剤を混合した場合，必ずしもそれが維持されるとは限らないため，配合変化に留意する必要がある．配合することで着色，沈殿などの外観変化や，成分内容の分解，力価の低下を起こす場合があり，原則として単独で使用することが望ましい．
▶配合禁忌については，薬剤部門に問い合わせること．
▶また，配合禁忌の薬剤以外でも，配合したときに混濁や沈殿物など，異常を生じることがある．その場合は使用せずに薬剤部門に届け出るとともに，医師に報告し，指示を受ける．

配合変化を起こしやすい薬剤

▶配合変化の要因は，**濃度，pH，酸・塩基特質，酸化・還元反応，温度**などがあげられる．
▶配合変化には，**外観に現れないものと現れるものがある．**
▶様々な種類の薬剤と配合変化を起こしやすく，注意すべき薬剤を以下に挙げる．
　▷配合変化を起こしやすい薬剤の例
　　ヒドロコルチゾンコハク酸エステルナトリウム（ソル・コーテフ®）
　　プレドニゾロンコハク酸エステルナトリウム（水溶性プレドニン®）
　　ジアゼパム（セルシン注射液®）
　　カンレノ酸カリウム（ソルダクトン静注用®）
　　フロセミド（ラシックス注®）
　▷薬剤の準備段階だけでなく，点滴ルート内でも配合変化は起こりうるため，配合変化を起こす組み合わせでは投与しない．あるいはラインを分ける（側管注や点滴を追加投与する際には注意する）．

▶表1　溶解・希釈に使用する薬剤や量が決まっている注射薬

薬剤名	溶解・希釈方法
アムホテリシンB（アムビゾーム®）	1バイアルあたり注射用水12 mLで溶解後，5％ブドウ糖液で希釈
フェニトイン（アレビアチン®）	希釈する場合は生理食塩液のみ
エリスロマイシンラクトビオン酸塩（エリスロシン®）	注射用水で溶解後，ブドウ糖液または生理食塩液で希釈
オメプラゾールナトリウム（オメプラール®）	生理食塩液または5％ブドウ糖液で溶解，希釈．他剤との混注は不可
メナテトレノン（ケイツーN®）	生理食塩液または5％ブドウ糖液で希釈
シプロフロキサシン（シプロフロキサシン®）	側管からの投与以外は原則として生理食塩液，5％ブドウ糖液100 mL程度で希釈
ゾレドロン酸水和物（ゾメタ®）	生理食塩液または5％ブドウ糖液100 mLで希釈し30分以上かけて点滴．カルシウムおよびマグネシウムを含有する点滴用液とは混合不可
ランソプラゾール（タケプロン®）	生理食塩液または5％ブドウ糖液で溶解，希釈．他剤との混注は不可
ダントロレンナトリウム水和物（ダントリウム®）	溶解液は注射用水のみ
フレカイニド酢酸塩（タンボコール®）	希釈する場合はブドウ糖液のみ
スルファメトキサゾール・トリメトプリム（バクトラミン®）	1アンプルあたり，5％ブドウ糖液125 mLの割合で混合（注入量に制限のある患者には75mLに混合）．溶解後，結晶析出が認められることがあるため，投与直前に調製
カルペリチド（ハンプ®）	注射用水で溶解後，生理食塩液または5％ブドウ糖液で希釈
アムホテリシンB（ファンギゾン®）	＊溶解液：5％ブドウ糖液または注射用水 ◆希釈液：5％ブドウ糖液
ボリコナゾール（ブイフェンド®）	1バイアルあたり注射用水19mLで溶解後，生理食塩液または5％ブドウ糖液等で希釈
含糖酸化鉄（フェジン®）	希釈する場合はブドウ糖液のみ
ナファモスタットメシル酸塩（フサン®）	＊溶解液：5％ブドウ糖液または注射用水 ◆希釈液：5％ブドウ糖液
ラスブリカーゼ（ラスリテック®）	添付溶解液で溶解後，生理食塩液で希釈
インフリキシマブ（レミケード®）	1バイアルあたり注射用水10 mLで溶解後，生理食塩液250 mLで希釈

＊溶解液：バイアルやアンプル内の薬剤を溶かすときに使用する溶液のこと
◆希釈液：溶解した薬剤を希釈する場合に使用する溶液のこと

シリンジと注射針の構造

シリンジの構造

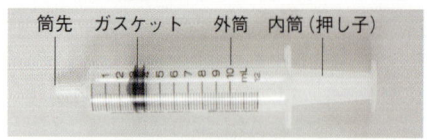

ディスポーザブルシリンジの構造

▶本体である外筒に，薬液を押し出す内筒が入っている．
▶内筒の先にはゴム製のガスケットがついている．
▶筒先に注射針を装着して使用する．

注射針の基本構造

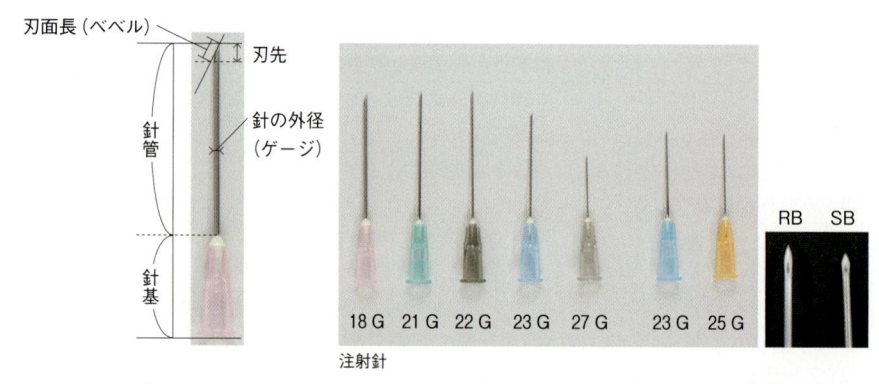

注射針

▶針の太さ(外径)は「G(ゲージ)」で表され，値が大きくなるほど細くなる．
▶太いもの(18G)から細いもの(27G)まであり，ISO規格によって針基の色が決まっている(表2)．
▶刃面の角度によって，ショートベベル(SB：short bevel，18度カット)とレギュラーベベル(RB：regular bevel，12度カット)に分類される．SBは静脈内注射，RBは筋肉注射や皮下注射に用いられる．

▶表2 注射針の規格

ゲージ(外径)	カラーコード	針の長さ	刃形	ゲージ(外径)	カラーコード	針の長さ	刃形
18 G (1.20 mm)	pink	1 1/2" (38 mm)	RB		black	1 1/2" (38 mm)	RB
			SB				SB
19 G (1.10 mm)	cream	1 1/2" (38 mm)	RB	23 G (0.60 mm)	deep blue	1" (25 mm)	RB
			SB			1 1/4" (32 mm)	RB
20 G (0.90 mm)	yellow	1 1/2" (38 mm)	RB				SB
			SB	24 G (0.55 mm)	medium purple	1" (25 mm)	RB
21 G (0.80 mm)	deep green	5/8" (16 mm)	RB			1 1/4" (32 mm)	
		1 1/2" (38 mm)	RB	25 G (0.50 mm)	orange	5/8" (16 mm)	RB
			SB			1" (25 mm)	RB
22 G (0.70 mm)	black	1" (25 mm)	RB	26 G (0.45 mm)	brown	1/2" (13 mm)	SB
		1 1/4" (32 mm)	RB	27 G (0.40 mm)	medium gray	3/4" (19 mm)	SB
			SB				

※カラーコードはISO

皮下注射ができる

目標

- ☑ 皮下組織の解剖生理を理解できる
- ☑ 皮下注射の必要性を理解できる
- ☑ 指示受けから注射実施までの過程を理解し，実施できる
- ☑ 安全・安楽に実施できる
- ☑ 実施後，薬剤の作用を観察できる
- ☑ 患者の苦痛を最小限にできる

皮下注射 2-1

1 必要物品の準備と患者確認

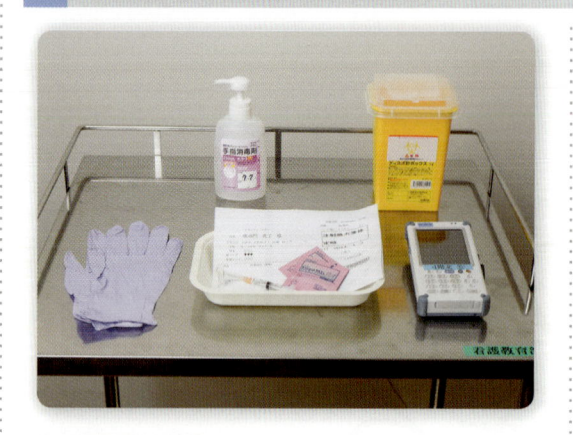

❶必要物品を用意する

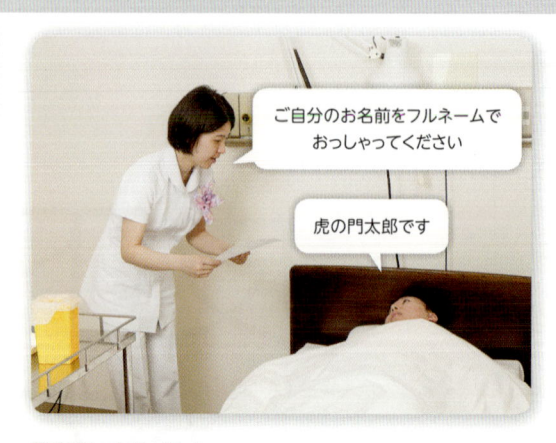

❷患者の元に行く
❸患者に声をかけて名乗ってもらい，患者と一緒に注射処方箋控の氏名を確認する
　根拠 患者誤認防止

（吹き出し）ご自分のお名前をフルネームでおっしゃってください／虎の門太郎です

必要物品
①手指消毒用アルコール
②手袋
③注射処方箋控
④薬剤のアンプル
⑤薬液準備済みのシリンジ
⑥針専用廃棄容器
⑦PDA（携帯情報端末）
⑧アルコール消毒綿
⑨トレイ

ポイント
▶意識のない患者の場合は，複数の医療従事者で「患者識別リストバンド」をフルネームで声に出して読み，確認する

コツ 看護師のアレルギーにも対応して準備する
▶看護師にラテックスアレルギーがある場合は，ラテックスフリーの手袋を使用する
▶アルコール過敏症の場合，アルコールフリーの手指消毒薬を使用する

注意 事故予防のために，フルネームを患者自身に名乗ってもらう
▶ベッドネームとの照合はしてはいけない
　根拠 ベッドにいる人が当該患者ではない可能性がある
▶「○○△△さんですね」と聞いてはいけない
　根拠 高齢者や認知症患者に限らず，誰でも間違った名前で呼ばれても返事をしてしまうことがある

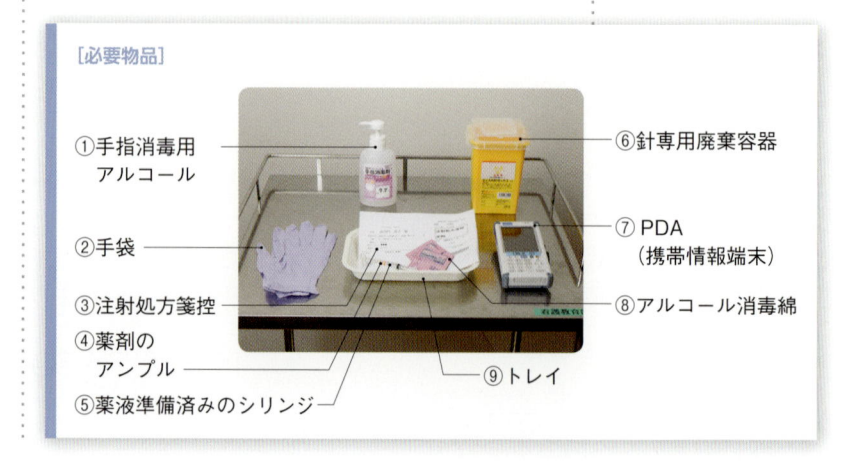

［必要物品］
①手指消毒用アルコール
②手袋
③注射処方箋控
④薬剤のアンプル
⑤薬液準備済みのシリンジ
⑥針専用廃棄容器
⑦PDA（携帯情報端末）
⑧アルコール消毒綿
⑨トレイ

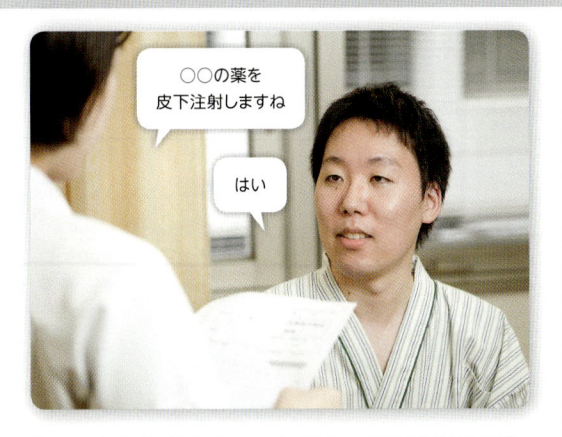

皮下注射

「○○の薬を皮下注射しますね」
「はい」

❹これから注射することを伝え，皮下注射の目的，方法について説明し，同意を得る
❺カーテンを引き，プライバシーを確保する

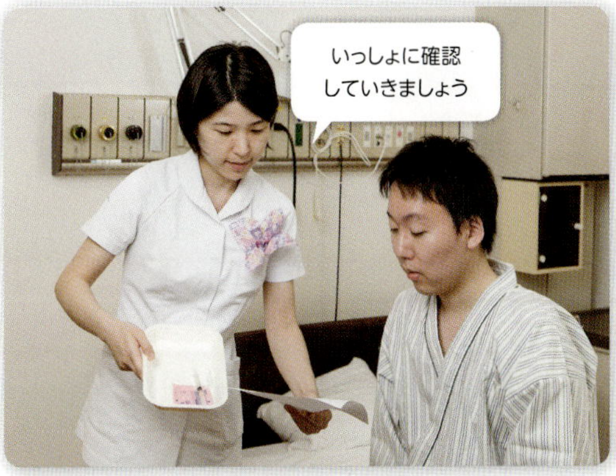

> **コツ** できるだけ平易な言葉で丁寧に説明する
>
> 患者の理解度に合わせて説明する．薬剤名だけでなく，例えば「白血球を増やす薬剤を皮下注射しますね」と，薬剤投与の目的も一緒に説明するとよい．

「いっしょに確認していきましょう」

❻患者とともに，注射処方箋控の患者氏名，薬剤名，規格，投与量，投与日，投与時間，投与方法とアンプル（バイアル）の薬剤名を確認する
❼PDAで，患者識別リストバンドと注射処方箋控のバーコード認証を行う

根拠 患者誤認防止

> **資料** PDA（携帯情報端末）について ▶ 2-2
>
> ▶PDAによる患者認証が果たす役割は，リストバンド（の患者）とベッドサイドに持ってきた注射処方箋控（の患者）に相違がないか，本日投与してよいかどうかをチェックすることである．つまり，準備した薬剤が正しい患者のところへ運ばれているかどうかの確認である．
> ▶PDAでは薬剤の取り違えまではチェックできない．正しい薬剤が準備されていることが大前提となる点に注意したい．
> ▶PDAは手順❸と❻を確実に行ったうえでの再確認という位置づけである．PDAシステムの有無にかかわらず❸❻の手順を徹底することが大事である．
>
> ▶虎の門病院では，どんなときにPDAにエラー（警告音：「×」の表示／注意：「△」の表示）が出るしくみになっているか．
> ▷リストバンドを読み取った患者と，注射処方箋控の患者名が違う場合に，警告音が鳴る「×」
> ▷指示変更があった場合（スキャンした注射処方箋控の，元の指示が修正されていた場合）に，警告音が鳴る「×」
> ▷実施済みなどで投与してはいけない場合に警告音が鳴る「×」
> ▷投与日が，指示日以前の場合や，3日以上後ろにずれた場合に，注意表示が出る「△」

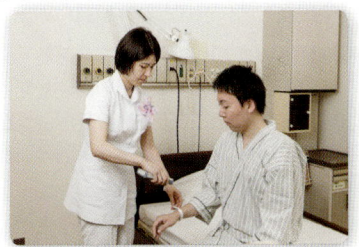

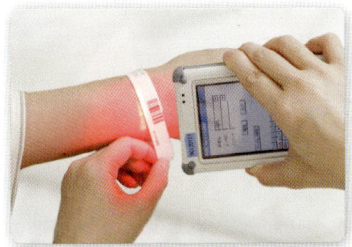

「リストバンドを確認させてください」

バーコードを読み取る

35

皮下注射

2 注射部位の決定

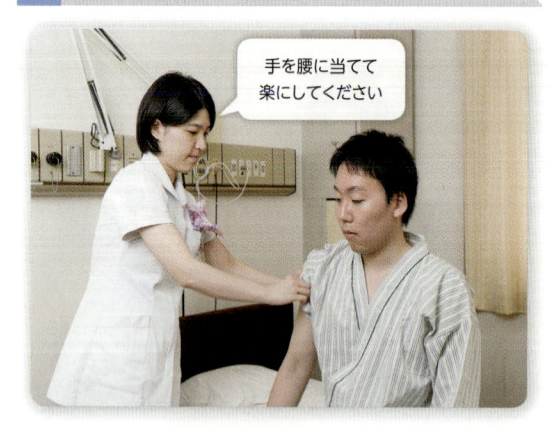

❶注射部位を決定し，露出してもらう
❷患者の体位を整え，注射をする側の肘を曲げて固定してもらう．緊張が和らぐように声をかける

ポイント

▶ 注射部位は血管や神経の分布が少ないところを選ぶ
　※ここでは，上腕外側の皮下組織を選択した場合で説明する
▶ 緊張を和らげる例として，「手を腰に当てて楽になさってください」と声をかけるとよい
▶ 袖が上げにくく，注射部位が不潔になるおそれがある場合は，片袖だけを脱いでもらう

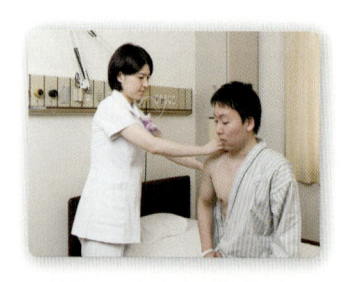

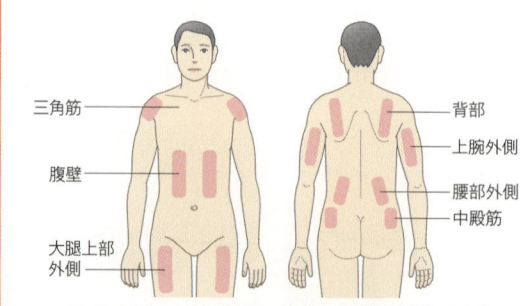

※インスリンの自己注射は，腹壁，大腿上部外側に行われることが多い

3 穿刺部位の選択　2-3

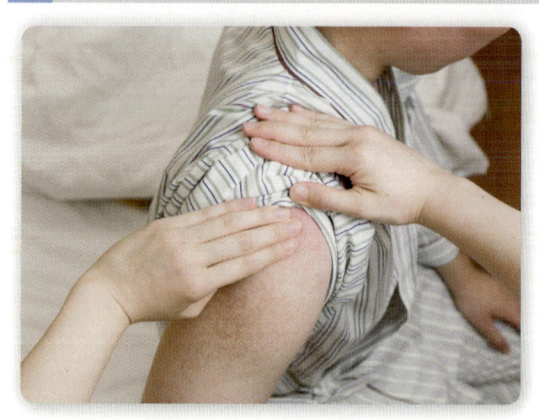

❶穿刺部位を選定するときの基準となる肩峰(けんぽう)をみつける

ポイント

▶ 上肢を挙上したときにくぼむ部位が肩峰

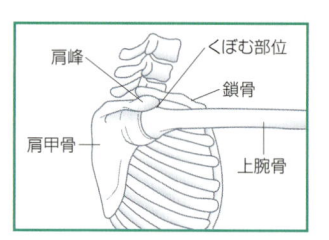

必修 皮下注射の部位決定

▶ 血管や神経の分布が少なく，皮下組織の厚さが5mm以上ある部位を選ぶ
　▷ 上腕外側の皮下組織：肘頭と肩峰を結び，下から1/3の部位
　▷ 三角筋の前半部皮下組織：三角筋肩峰より下（成人の場合は約3横指下）前面
　▷ 大腿外側広筋部の皮下組織
　▷ 腹部／肩・背部／腰
　露出のしやすさから，一般的には上腕外側を選択することが多い．ただし，痩せている場合などは中殿筋を第一選択とし，慎重に実施する．

▶ 長期間継続する場合は部位を変える
　インスリンのように，長期間注射を継続する場合は，同一部位に連日注射しないよう部位を変更し，次の担当者は，記録から前回の注射箇所を確認して投与する．

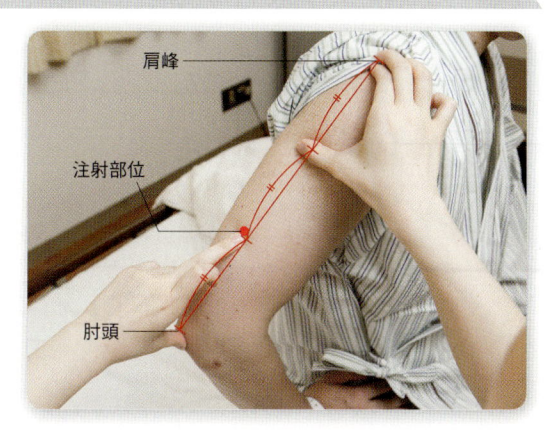

4 手指衛生，手袋装着 ▶2-4

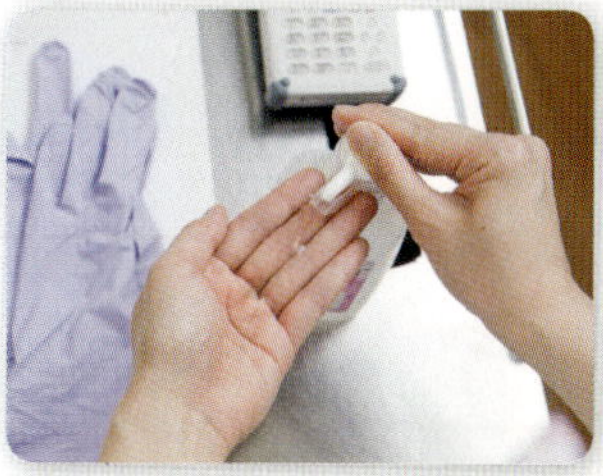

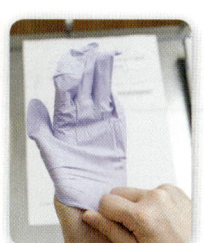

❶手指衛生を行い，手袋を装着する

❷肩峰と肘頭を結んだ線に，両手を等間隔に広げて添え，下から1/3の部位を穿刺部位とする

> **注意　神経を損傷しないように注意する**
>
> 内側よりになると尺骨神経，外側よりになると橈骨神経にそれぞれ接近するおそれがあるため，刺入部位と角度を守り，深く穿刺しない．橈骨神経が障害されると，手首の伸展，手指の全基節骨の伸展が不能となり，手は垂れ下がったままとなる．

> **必修　目に見える汚染は流水で手洗い**
>
> 手指消毒用アルコールの消毒効果は高いが，手指に目に見える汚染がある(有機物や蛋白質：血液・便・吐物が付着している)場合は，患者の元を訪れる前に，流水と非抗菌性石けんによる手洗いを行い，その後手指消毒用アルコール製剤を使用する．

> **必修　皮下注射の穿刺部位選択（上腕）**
>
> 肩峰と肘頭を結んだ線の，下から1/3の部位．それよりも下，あるいは外側には橈骨神経が表層近くを通る．また，深く穿刺すると神経に近づくため，角度(10〜30度)を守る．
>
> **橈骨神経**：上腕骨の背側に出て，上腕三頭筋の外側頭と内側頭との間を経て，外側筋間中隔を貫き，腕橈骨筋と上腕骨との間を通って肘関節の外側に達する．

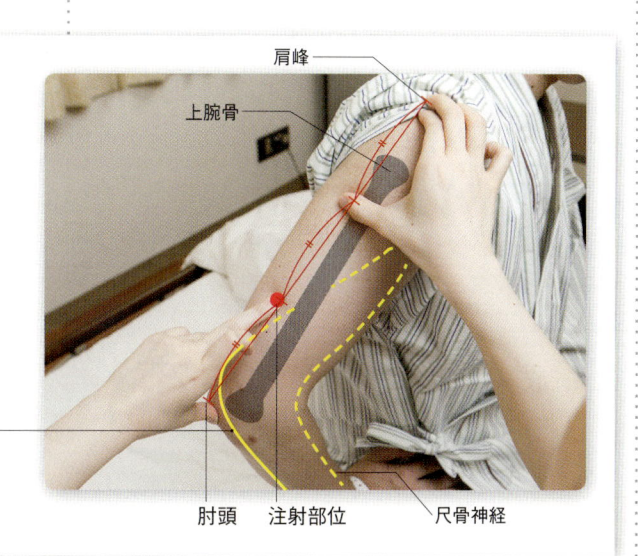

皮下注射

皮下注射

5 消毒

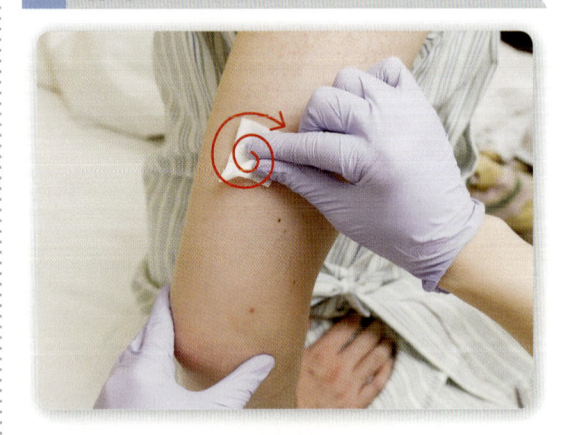

❶穿刺部位を中心に外側に向けて円を描くように，直径5cm以上の範囲をアルコール消毒綿で拭く．アルコールが乾燥するまで待つ
【根拠】感染防止

ポイント
▶事前にカルテなどで，アルコール過敏症がないか確認し，実施直前にも患者に再確認する

注意　消毒後はしっかり乾燥させる
【根拠】アルコールは，揮発時に消毒効果を発揮する

注意　アルコール過敏症がないか確認する
アルコール過敏症の患者には，アルコールフリー（クロルヘキシジングルコン酸塩含浸）の消毒綿を使用する．

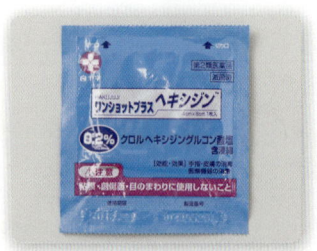

アルコールフリーの消毒綿

6 穿刺 ▶2-5

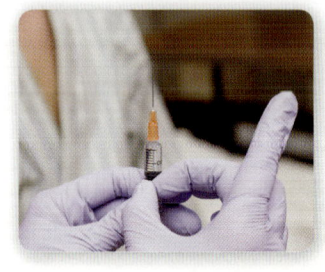

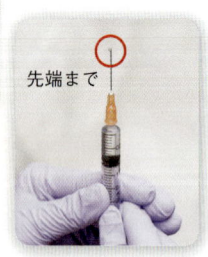

先端まで

❶注射針のキャップを外し，外筒を指で軽くはじいて薬液内の気泡がシリンジの先端に集まるようにする
❷一度軽く引いて針内の薬液を落としてから内筒を押し，針の先端まで薬液を満たす（空気を抜く）
【根拠】薬液量の最終確認
【根拠】不要な空気を皮下組織内に注射しない

ポイント
▶薬液が出すぎないよう，内筒はゆっくりと押す
▶穿刺前に，絞ったアルコール消毒綿を穿刺部位の近くに置いておくと，針を抜いたときにすぐに当てられる

コツ　内筒を一度軽く引く
針の先端まで薬液を満たす際，一度内筒を軽く引いて針内の薬液をシリンジ内に戻すとよい．針内にたまっている液が飛んでしまうことを防げる．

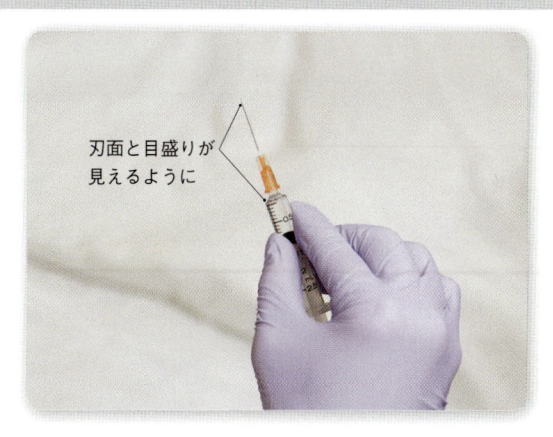

皮下注射

❸シリンジを持つ

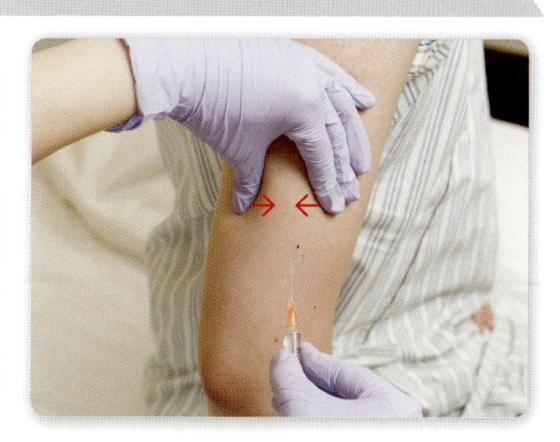

❹穿刺部位近くの皮下組織をつまむ

刃面と目盛りが見えるように

ポイント
▶刃面と目盛りが上になるように，利き手に持つ
- 根拠 薬液量が見やすい
- 根拠 刃面は上向きの方が，穿刺時に痛みが軽減される

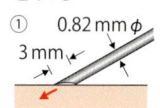

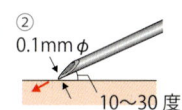

① 0.82mmφ 3mm
② 0.1mmφ 10〜30度

実際には①はありえないが，①の方が皮膚へのダメージが大きい．

ポイント
▶シリンジを持っていない方の母指と示指で，穿刺部位の皮下組織をつまむ
- 根拠 正しい位置への刺入（つまむことで針が皮下組織におさまりやすい）
- 根拠 疼痛緩和

コツ 刺入部をつまむ
刺入部をつまむと，皮下組織へ針をおさめやすい．

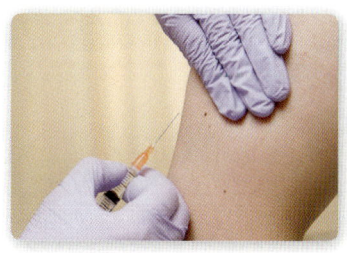

皮下組織をつまむ

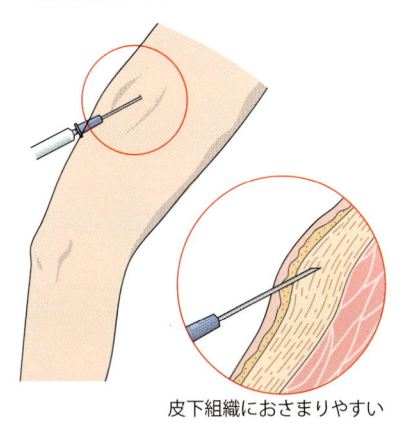

コツ 角度がつけやすく，目盛りが見やすい向きで持つ

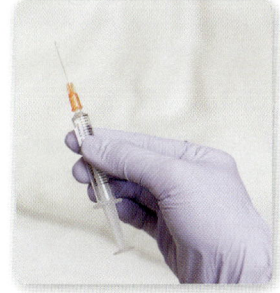

刃面と目盛りを上に

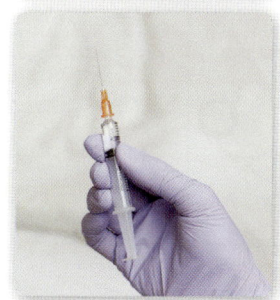

角度がつけやすいようシリンジの下にも指を添える

皮下組織におさまりやすい

39

皮下注射

6 穿刺（つづき）

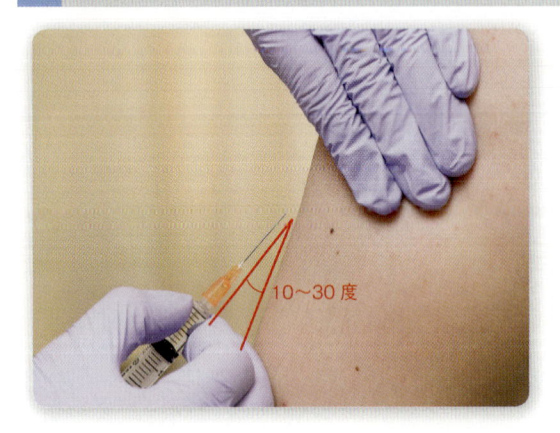

❺つまみあげた部位に，10〜30度の角度で針先を刺入する

（写真内：10〜30度）

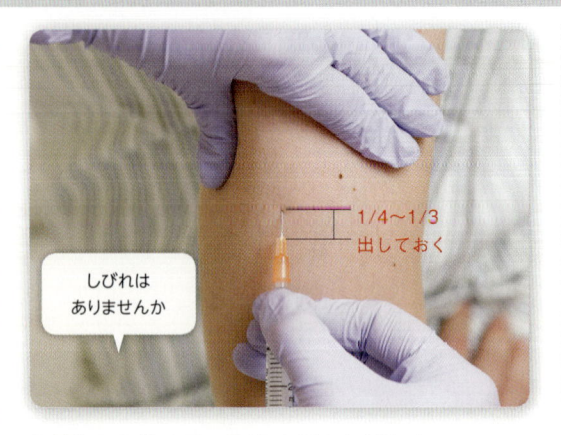

❻針先から約2/3〜3/4の長さを刺入する
❼患者に，しびれがないかどうか確認する
❽針を刺し，皮下組織に針が入ったら，つまんでいた手を離す

（写真内：しびれはありませんか／1/4〜1/3出しておく）

ポイント
▶患者の体格によって，使用する針の太さや刺入角度を調整する（写真は25G）

ポイント
▶針の約1/4〜1/3は皮膚から出しておくようにする
　根拠 注射針が折れた場合，針先が皮下組織へ残留してしまうことなどを防ぐため

必修 体格差による針の刺入角度の調整（皮下注射）

▶大事なことは皮下組織内に針を刺入すること
　▷第一に，皮下組織内に薬液注入できることが大事．
　▷皮下組織への刺入の手ごたえは，筋肉注射や静脈内注射と比べて抵抗が少ない（スッと刺入できる）．

▶刺入の角度
　▷皮下組織の薄い人（痩せている人，男性，高齢者）は，角度を浅くする（約10度）．明らかなるい痩状態の人は，皮下組織の少ない上腕でなく，皮下組織が比較的多い殿部などを選択する場合もある．

注意 しびれがないか確認する
しびれがあった場合，速やかに針を抜き，他の部位を選ぶ．

▶針の選択
　▷皮下注射では22〜26Gの針を使用する．
　▷皮下組織の厚い人（太っている人）には長い針，薄い人（痩せている人）には短い針を使う．

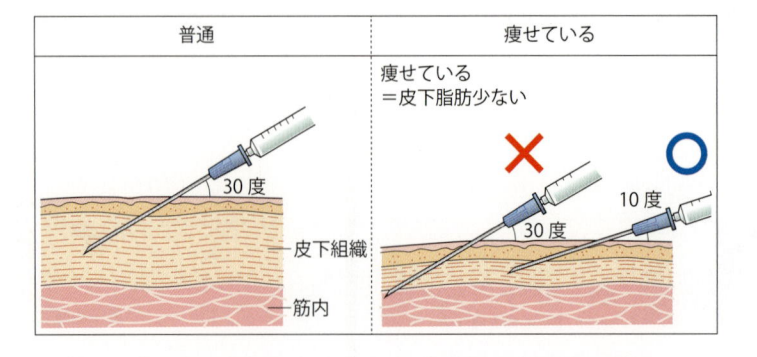

普通	痩せている
30度	痩せている＝皮下脂肪少ない／✕ 30度／〇 10度／皮下組織／筋内

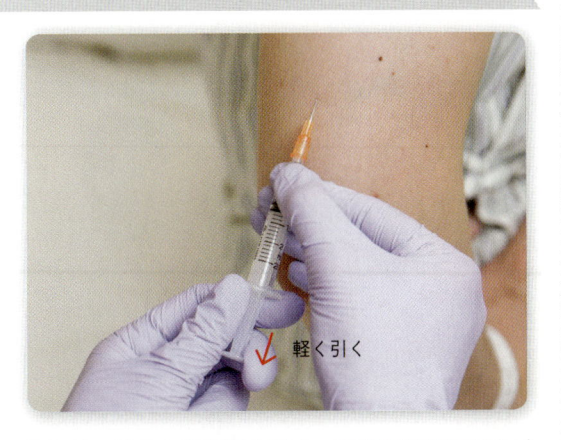

❾シリンジの内筒を軽く引き，血液の逆流(逆血)がないことを確認する

7 薬液の注入

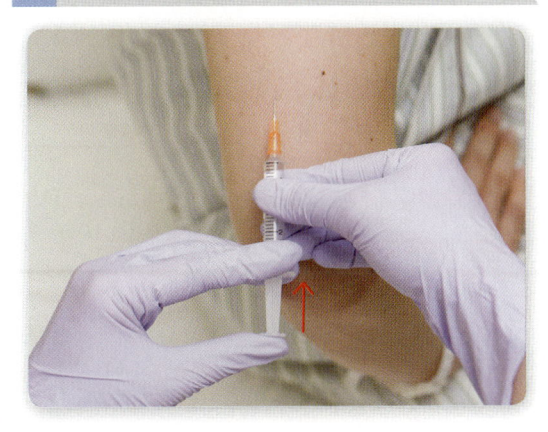

❶ゆっくりと薬液を注入する

ポイント
▶針が血管に入っていない限り，内筒は引けない．よって強く引く必要はなく，軽く引いて抵抗を確認する程度でよい

ポイント
▶注入する際は，シリンジが動かないよう外筒を持っている手を固定する
▶「ゆっくり」とは，1 mLを5秒程度の速さで注入することであり，頭で数えながら注入するとよい

注意 逆血があったら速やかに針を抜く
血液の逆流を認めた場合は，速やかに針を抜く．新しいシリンジを用意し，再穿刺時には他の部位を選ぶ．
根拠 逆血がある＝血管へ刺入している可能性がある

注意 薬液注入時は注意深く観察
観察 注入部位や全身状態に変化がないか
□針刺入による迷走神経反射
□アナフィラキシー(呼吸困難感，全身冷感などのショック症状)

注意 刺入から薬液注入──こういうことが起きたら直ちに中止
①しびれがあったら⇒速やかに抜針
②逆血があったら⇒抜針して穿刺部位を変える
③薬液注入時の強い疼痛⇒注入を中止し，抜針
　ただし，薬剤によって強い疼痛が起こるものもある(例：インフルエンザワクチン，減感作療法の薬など)．また疼痛は個人によって閾値が違うため，その都度の判断が必要となる．「慣れている薬剤のはずなのに今回だけ異常に痛い」場合などは，注入を中止して抜針する．

コツ 利き手で内筒を押してもよい
注入する際，シリンジを利き手でない方の手に持ち替えて，利き手で内筒を押して注入してもよい．

必修 皮下注射された薬液のゆくえ
▷皮下に注射された薬液(薬剤)は，皮下組織内にあるリンパや毛細血管から吸収され，その後全身をまわる．
▷皮下組織は筋層よりも血管が少ないため，筋肉注射よりも薬液がゆっくり吸収される．

皮下注射

8 抜針と注射後の処置

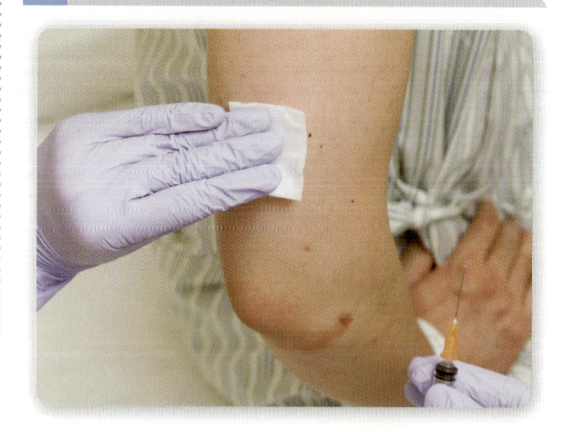

❶注入後は針を抜いてアルコール消毒綿を当て，針はただちに針専用廃棄容器に捨てる

ポイント
▶針はただちに針専用廃棄容器に捨て，リキャップはしない
▶基本的にマッサージは行わない．必要な薬剤であれば刺入部位を軽くマッサージする

禁急 針はリキャップしない
根拠 針刺し事故防止

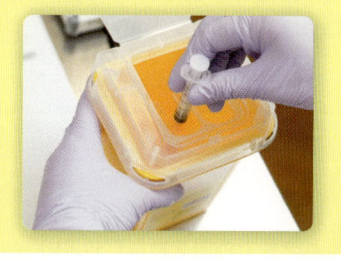

注意 アルコール過敏症の患者にはアルコールフリーの消毒綿を使用する

必修 マッサージをする薬剤，しない薬剤
持続効果を期待する皮下注射は，基本的にはマッサージをしない．ただし，薬によってはマッサージが必要なものもあるため，事前に添付文書を確認したり，薬剤部門に確認すること．

9 観察，後片づけ，記録

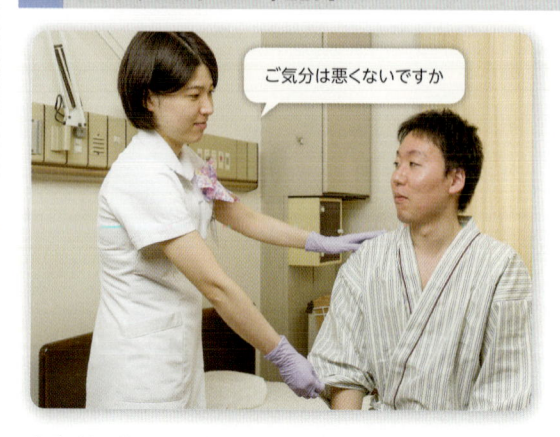

ご気分は悪くないですか

❶患者に終了した旨を伝え，異常はないか声をかける

観察 注射後の観察
☐注射部位の発赤，熱感，硬結の有無を確認する
☐注射部位やその周囲にしびれ，疼痛が持続する場合は医師に報告する

注意 注射後も5分程度は観察を行う

観察 ショック症状がないかどうか
☐血圧低下が疑われる症状，頻脈
☐咽頭の浮腫による呼吸困難感
☐唇・眼瞼あるいは顔全体が急に腫れ上がる血管神経性浮腫
上記の症状があったら，すぐにバイタルサインを測定し，同時に医師に報告する

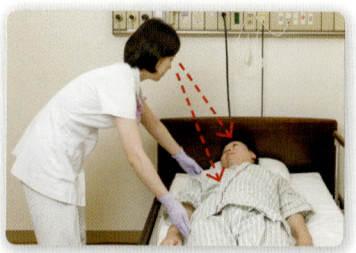

注射後の全身観察は必須

▶アナフィラキシーショックを起こしやすい薬剤を使用する場合，注射後15～30分間は安静にするよう説明する

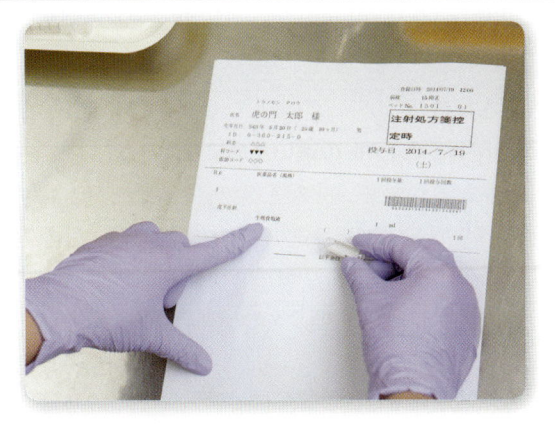

❷注射処方箋控の患者氏名，薬剤名，投与量，投与方法，投与時間，アンプル（またはバイアル）の薬剤名を確認する
❸PDAに実施入力する

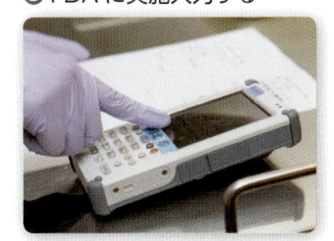

PDAで実施入力

❹注射処方箋控の（　）内に実施印を押す
❺衣服や周りを整えて退室する

> **注意** 実施後も薬剤のアンプル（バイアル）を確認すること
> **根拠** 正しい薬剤を指示通り投与できたかの確認

資料 針専用廃棄容器はいっぱいになったら（容器8割が目安）容器ごと廃棄

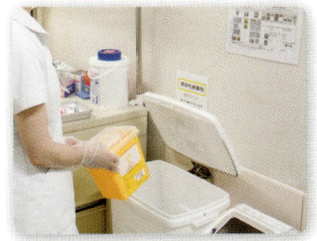

針専用廃棄容器は，容器内に8割たまったら，容器ごと廃棄する

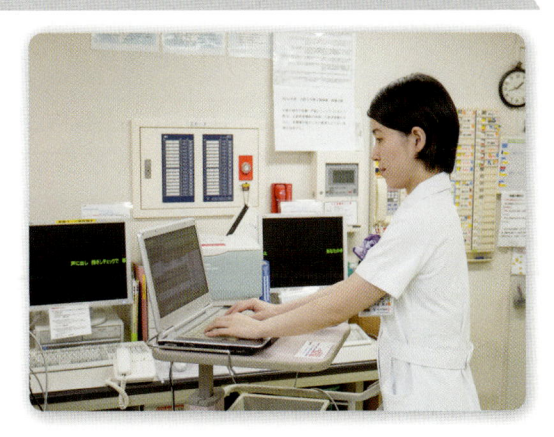

❻アンプル（またはバイアル）は，捨てる前にもう一度，注射処方箋控を見て，薬剤名，投与量，投与方法，投与時間を確認する
❼アンプル（またはバイアル），消毒綿は規定どおりに分別し，所定の場所に廃棄する（☞p128）
❽手袋を外し，手を洗う
❾投与時刻，薬剤名，投与量，投与方法，投与部位などを必要時記録する

ポイント
▶虎の門病院では，「廃棄物分別マニュアル」（☞p128）があり，それに則って廃棄する．血液・体液の付着の有無で感染性／一般に分けられる

資料 注射の記録（虎の門病院『看護記録に関する規定』より）

▶記録すべきこと
▷時刻・薬品・規格・量・注射方法と，必要により注射部位，注射後の反応などを記録する．
▷定時の注射の場合，実施時刻はPDAに実施入力をすることで自動的に記録される．

▶臨時の注射について
▷麻薬，治験薬，抗悪性腫瘍薬，手術・検査・処置に伴う前投薬（麻酔など），臨時や必要時オーダーの注射については自動的に記録されないので，記事を入力する．
〈例〉低血糖や高血糖時，疼痛時，悪心時などに使用した注射．

インスリン注射について

インスリン投与の方法と注意点

- インスリンは**皮下注射**または**静脈内注射**で投与される．
- インスリンは微量で大きな影響を及ぼす薬剤である．**0.1 mLの違いが命にかかわる**ため，細心の注意を払う（0.1 mL ＝ 10 単位．体重 50 kg の成人に必要な 1 日のインスリン分泌量は 40〜50 単位（0.4〜0.5 mL）であることからも，0.1 mL の注射の影響の大きさがわかる）．
- 過量や誤投与による**低血糖ショック**に気をつける（脱力，冷汗，振戦が現れ，さらに進むと意識障害，昏睡に至る．空腹時血糖の基準値は 80〜110 mg/dL．40 mg/dL でショック状態となる）．
- インスリンはさまざまな病態に用いられるため，輸液を取り扱う際にはインスリンが使用されていないか確認する．

皮下注射の場合の注意点

- 類似した薬剤が多いため，**薬剤と単位数の確認はより慎重**に行う．
- インスリンは単位が 1 mL 100 単位に濃度が統一されている．1 mL 1 単位ではないので，間違いやすい．
- バイアル製剤を使用する際は，**必ず専用のシリンジを使用**する．シリンジを間違えると単位数が全く異なり，過量投与事故につながる．

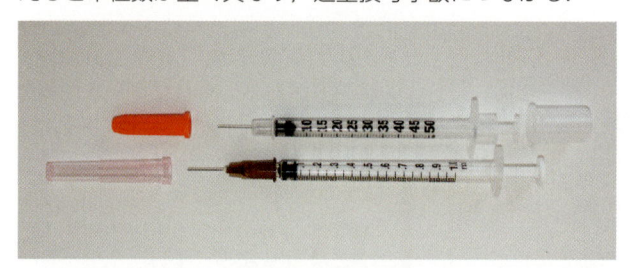

上：インスリン専用のシリンジ　BDロードーズ 30G（1 目盛り 1 単位，50 単位 ＝ 0.5 mL）
下：普通のシリンジ
太さや見ためは似ているが，目盛りが全く違うため要注意

静脈内注射の場合の注意点

- **混注法**：血糖が不安定な場合は，**定期測定が必要**である（一定量が持続投与されるため）．また，**輸液本体へのインスリン混注量の表示漏れ，誤記入に注意**する（とくに高カロリー輸液の持続投与は多くのスタッフがかかわるため，書き忘れると二重投与事故につながったり，インスリン混注に気づかず早送りしてしまい低血糖の原因となる）．
- **側管からの持続静注法**：血糖が不安定でも調節しやすいが，常に**輸液とセットで投与量を検討する**必要がある．輸液本体が中止になった場合は，インスリンのシリンジも中止しなければ，低血糖の原因となる．

筋肉注射
ができる

目標

- ☑ 筋および神経組織の解剖生理を理解できる
- ☑ 筋肉注射の必要性を理解できる
- ☑ 指示受けから注射実施までの過程を理解し，実施できる
- ☑ 安全・安楽に実施できる
- ☑ 実施後，薬剤の作用を観察できる
- ☑ 患者の苦痛を最小限にできる

中殿筋への筋肉注射 3-1

1 必要物品の準備と患者確認, 注射部位の決定

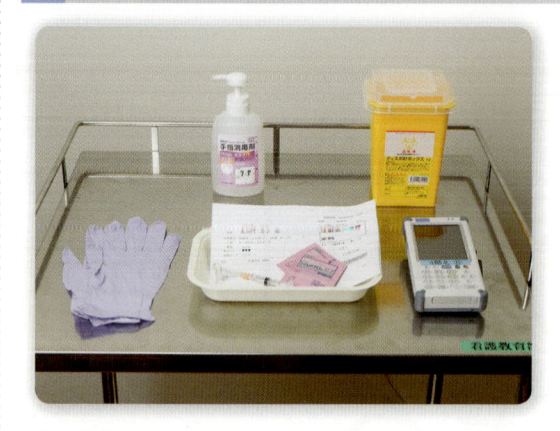

❶必要物品を用意する（皮下注射と同じ☞ p34）

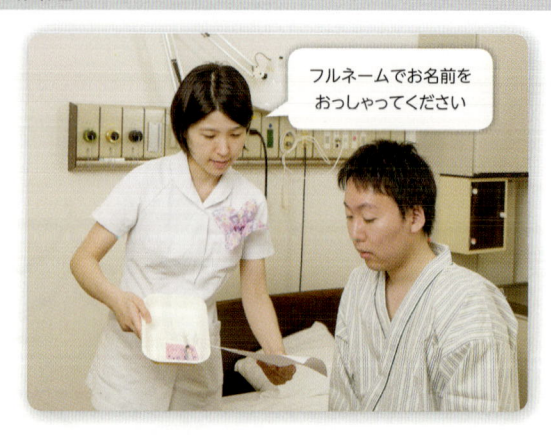

❷訪室し, 注射時の患者確認を行う（皮下注射と同じ☞ p34～35）
- 根拠 患者誤認防止

❸患者に筋肉注射をする旨を説明する
❹どの筋肉に注射をするのか, 決定する

> フルネームでお名前をおっしゃってください

注意 長期間継続して同じ部位への注射は避ける
長期間継続して筋肉注射を行う場合は, 注射部位を毎回変更する.

ポイント
▶ 筋層が厚く, 血管や神経の走行が少ない部位を選ぶ. 一般的には, 中殿筋が第一選択で, 上腕の三角筋なども選択される
▶ 三角筋は, 少量（2 mL 以下）の場合, または長期間筋肉注射を続け, 中殿筋への施行が困難な場合の第二選択とした方がよい（実施方法☞ p54～）
- 根拠 三角筋は筋層が浅く, 橈骨神経や腋窩神経に近接しており, これらを損傷する危険があるためやや難易度が高い

必修 筋肉注射の部位決定

▶ 筋層が厚く, 血管や神経の走行が少ない部位を選ぶ
一般的には, 中殿筋が第一選択である. 長期間筋肉注射を続ける場合, ローテーションとして三角筋なども選択される.

▶ 毎日, 長期間にわたって注射をする必要がある場合は, 部位をローテーションする
たとえば, ①右殿部の中殿筋→②左殿部の中殿筋→右腕の三角筋→左腕の三角筋というように順に行う.

コツ 前回の注射部位を明確に記録する

例として
- 9：00　悪心あり
- 9：10　プリンペラン注射液 10 mg, 右中殿筋に筋肉注射
- 9：30　症状改善

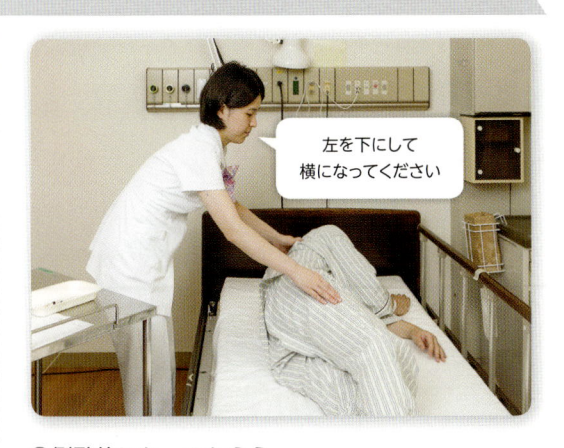

「左を下にして横になってください」

❺側臥位になってもらう
※以下，中殿筋を選択した場合について述べる

ポイント
▶ 患者に注射部位を上にして，安定した姿勢をとってもらう
▶ 看護師が右利きの場合，可能なら左側臥位になってもらう
▶ 体位が安定しない患者の場合は，腹臥位をとってもらうか，他の看護師が身体を支える

2 穿刺部位の選択（中殿筋）

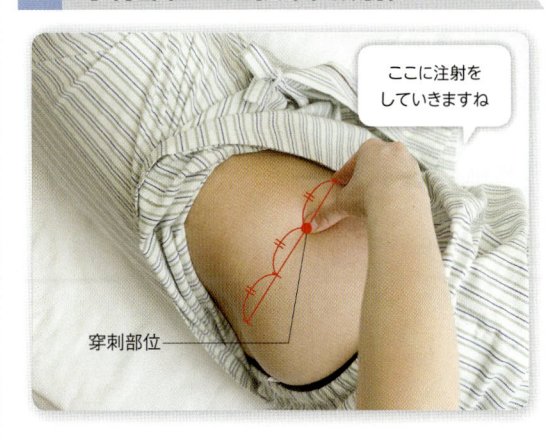

「ここに注射をしていきますね」

穿刺部位

❶穿刺部位を選択する（クラークの点）

ポイント
▶ クラークの点：上前腸骨棘（じょうぜんちょうこつきょく）と上後腸骨棘（じょうこうちょうこつきょく）を結んだ線の前1/3の部位（写真における看護師の母指がクラークの点）

注意　神経を損傷しないように注意する
坐骨神経を傷つけないよう注意する．

クラークの点（穿刺部位）の探し方　3-2

▶ 手順

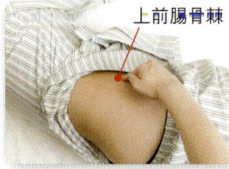

上前腸骨棘
上前腸骨棘をさがす（骨の前側の，もっとも出ているところ）

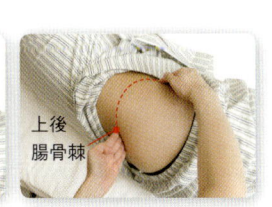

上後腸骨棘
上後腸骨棘をさがす（上前腸骨棘から骨づたいに後ろに触れていき，後側のもっとも出ているところ）

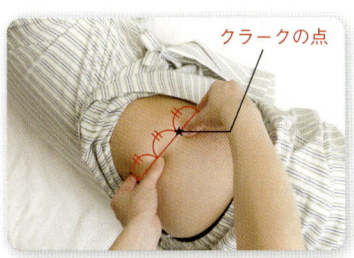

クラークの点
上前腸骨棘と上後腸骨棘を結んだ線の前1/3の部位（看護師の右母指がクラークの点）．殿部とはいうが，感覚としては腰に近い

▶ それぞれの「棘」をしっかり探す

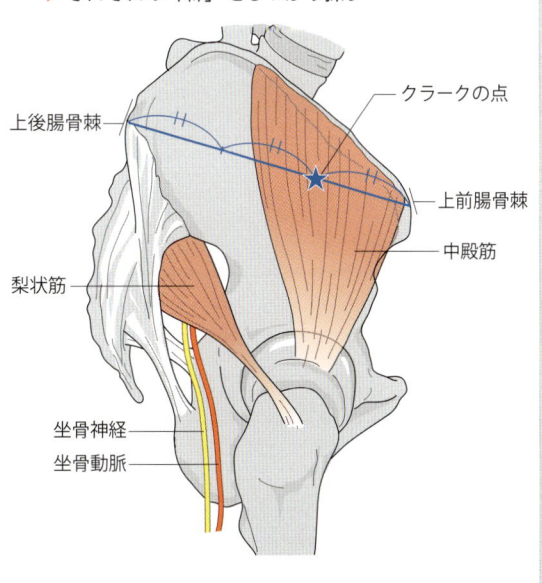

上後腸骨棘　クラークの点　上前腸骨棘　中殿筋　梨状筋　坐骨神経　坐骨動脈

筋肉注射（中殿筋）

47

中殿筋への筋肉注射

3 消毒

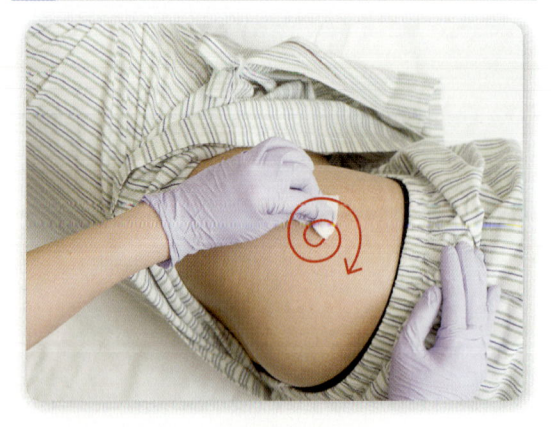

❶ 手指衛生を行い，手袋を装着する
❷ 穿刺部位を中心に外側に向けて円を描くように，直径5cm以上の範囲をアルコール消毒綿で拭く．アルコールが乾燥するまで待つ
根拠 感染防止

> **注意 消毒後はしっかり乾燥させる**
> **根拠** アルコールは，揮発時に消毒効果を発揮する

> **注意 アルコール過敏症がないか確認する**
> アルコール過敏症の患者には，アルコールフリーの消毒綿を用いる（☞p38）．

4 穿刺 3-3

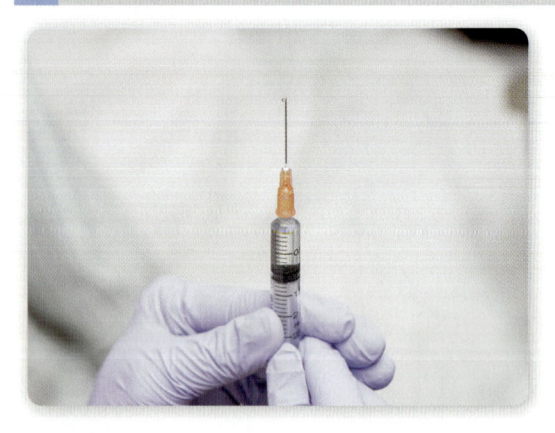

❶ 注射針のキャップを外し，外筒を指で軽くはじいて薬液内の気泡がシリンジの先端に集まるようにする
❷ 一度軽く引いて針内の薬液を落としてから内筒を押し，針の先端まで薬液を満たす（空気を抜く）
根拠 薬液量の最終確認
根拠 不要な空気を筋肉内に注入しない

> **コツ 疼痛緩和を行う**
> 注射前に注射部位を軽くマッサージし，筋肉をリラックスさせたり，注射部位を氷で数分間冷やしてもよい．

> **コツ シリンジの持ち方**
>
> ペンを持つように持つと，筋肉注射に適切な角度がつきやすい

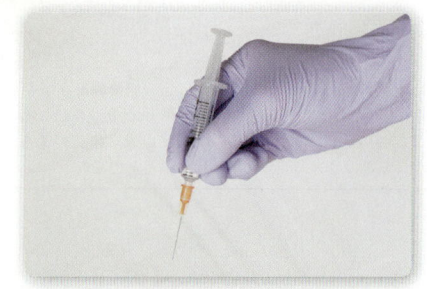

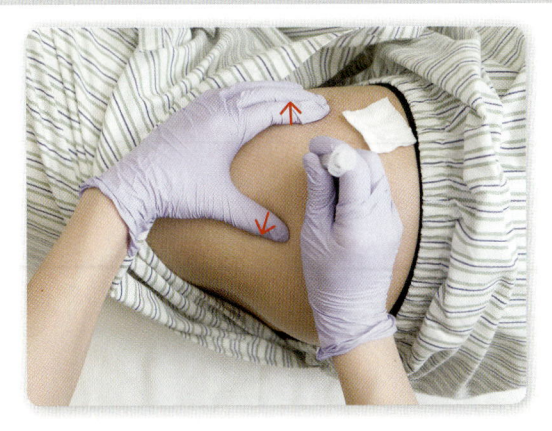

❸ 利き手ではない手で，穿刺部位の皮膚を伸展させ，筋肉を保持する
- 根拠 筋肉の厚みなどを確認できる
- 根拠 筋肉が固定されて，針が刺入しやすい

❹ シリンジを持つ

ポイント
▶ ペンを持つようにシリンジを持つ
▶ 穿刺前に，絞ったアルコール消毒綿を穿刺部位の近くに置いておくと，針を抜いたときにすぐに当てられる

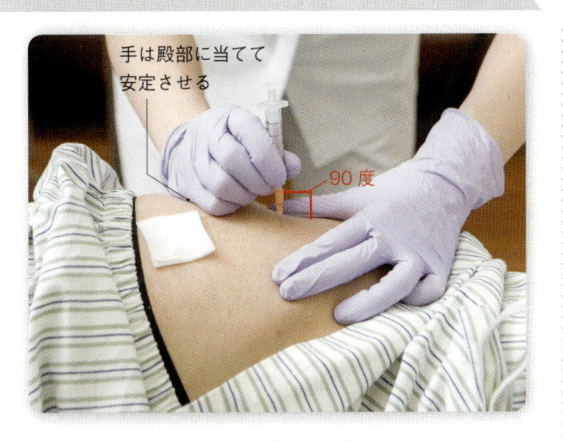

❺ 針を90度の角度で，素早く刺入する

ポイント
▶ 患者の体格によって針の太さや刺入角度，刺入の長さを調整する
① 23Gでは針先から約1/3を素早く刺入する
② 25Gでは針先から約1/2を素早く刺入する
- 根拠 針は太いものの方が長いため

必修 体格差による刺入角度の調整（筋肉注射）

▶ **大事なことは筋肉内に針を刺入すること**
▷ 第一に，筋肉内に薬液注入できることが大事．
▷ 筋肉は皮下組織より硬いため，刺入時，皮下注射と比べて少し抵抗がある．その抵抗の感覚をつかむことで，針先が筋肉内にあるかの1つの目安になる．
▷ 筋層の下には部位によって骨や神経，血管が走行しているため，筋層が薄い人はとくに注意する．

▶ **刺入の長さ**
▷ 針は，太いものの方が長いため，太さによって刺入の長さの目安は変わる．
▷ 筋肉や脂肪の厚み：厚みがある人には23Gなど太い（長い）針を使い，厚みがない人には25Gなどの細い（短い）針を使う．
▷ 垂直に刺入した場合と，角度をつけて刺入した場合では筋肉に到達するまでの長さが違うため，調節する．

▶ **刺入の角度**
▷ 肉をつまめない人，骨ばっている人は明らかに筋肉量が少ないと考える．また，殿部の筋肉を軽くつまむことで，筋肉量を確認することができる．
▷ 筋肉量が極端に少ない人は45度など，角度を調節して刺入する．

▶ **針の太さの選択**
▷ 薬剤の性状：たとえば，油性の薬剤（セルシン®など）は太い針の方が注入がスムーズである．

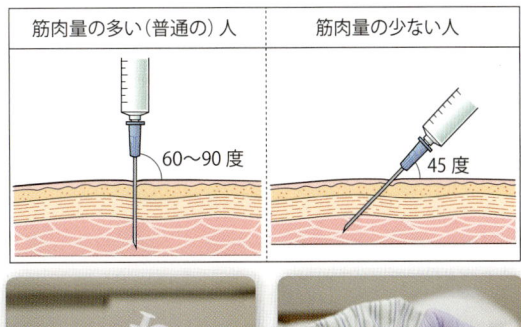

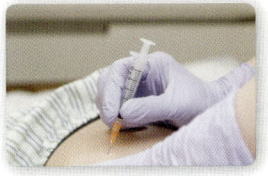

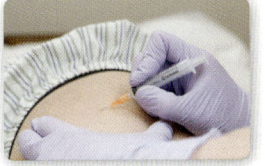

筋肉量の多い（普通の）人	筋肉量の少ない人
60〜90度	45度

中殿筋への筋肉注射

4 穿刺（つづき）

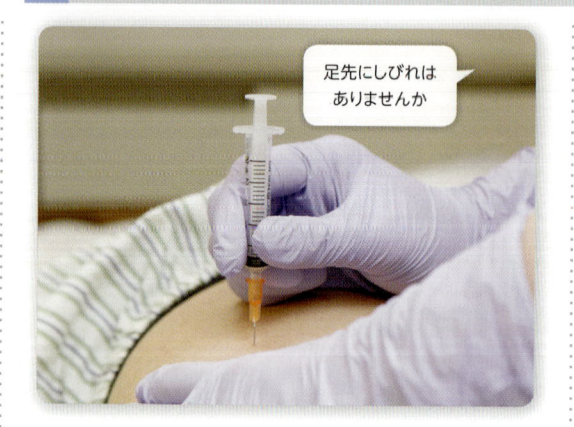

足先にしびれは
ありませんか

❻刺入したら，しびれがないか確認する

ポイント
▶患者に，下肢末梢にしびれがないかを確認する．「足先にしびれはありませんか？」などと声をかける

> **注意　しびれがある場合は速やかに針を抜く**
>
> 下肢末梢にしびれがある場合は，坐骨神経に触れた可能性があるため，速やかに針を抜く．坐骨神経を損傷した場合，その後に，筋力低下などを起こすリスクがある．

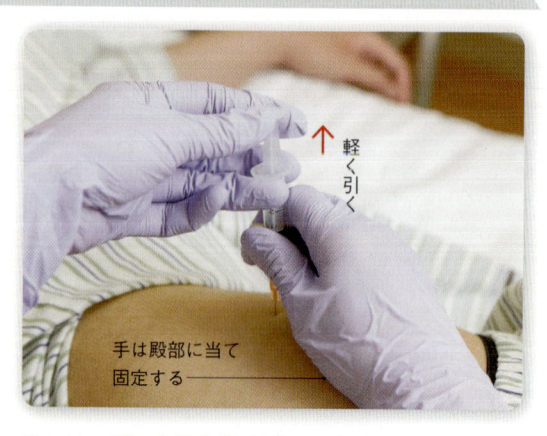

軽く引く

手は殿部に当て
固定する

❼シリンジの内筒を軽く引き，血液の逆流（逆血）がないことを確認する

ポイント
▶針が血管に入っていない限り，内筒は引けない．よって強く引く必要はなく，軽く引いて，抵抗を確認する程度でよい

> **注意　逆血があったら速やかに針を抜く**
>
> 血液の逆流を認めた場合は，速やかに針を抜く．新しいシリンジを用意し，再穿刺時には他の部位を選ぶ．
> **根拠** 逆血がある＝血管へ刺入している可能性がある

> **コツ　逆血がないことを確認したら，針先を動かさない**
>
> 逆血確認から薬液注入まで，内筒の操作に伴い注射針が動かないように，シリンジを持っている側の手首を殿部に置いて固定する．
> **根拠** 針先を正しい注入部位に保つ
> **根拠** 痛みの軽減

5 薬液の注入

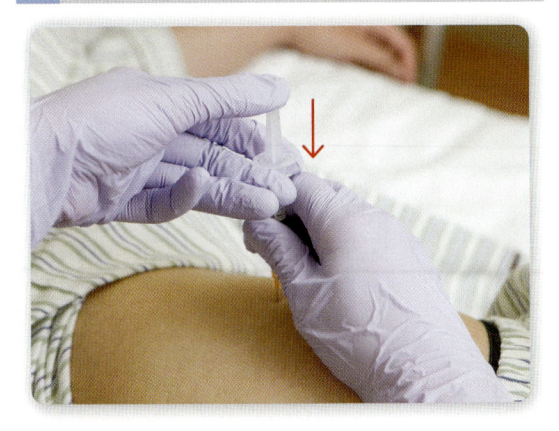

❶薬液をゆっくり注入する

ポイント
▶「ゆっくり」とは，1 mLを5秒ほどかけて注入する速度である．感覚としてはかなり遅く，頭の中でゆっくりと5秒数えながら注入するとよい

コツ：注射針が固定しやすいよう，自分に合った方法をとる
注入する際，シリンジを利き手でない方の手に持ち替えて，利き手で内筒を押してもよい．

注意：薬液注入時は注意深く観察する

観察：刺入部位や全身状態に変化がないか
□針刺入による迷走神経反射
□アナフィラキシー（呼吸困難感，全身冷感などのショック症状）

必修：筋肉注射された薬液のゆくえ
▷筋肉に注射された薬液（薬剤）は，筋肉内にある毛細血管や，リンパに吸収され，全身を回る．
▷筋層は血管が豊富であるため，皮下に比べて薬剤は早く吸収されるが，静脈内注射ほどではない．
▷通常，効果発現は5～20分後である．

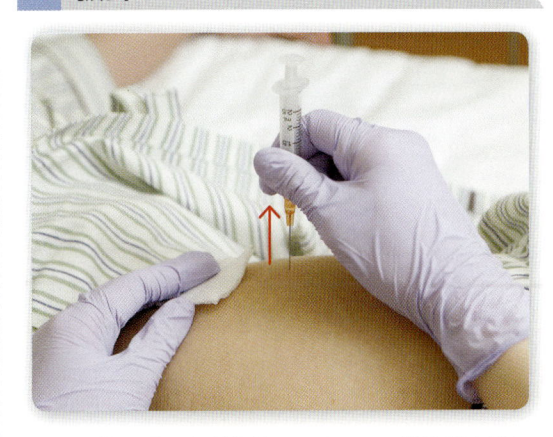

6 抜針

❶注入終了時は穿刺部位にアルコール消毒綿を当てて素早く針を抜く
❷針はリキャップせずにただちに針専用廃棄容器に捨てる

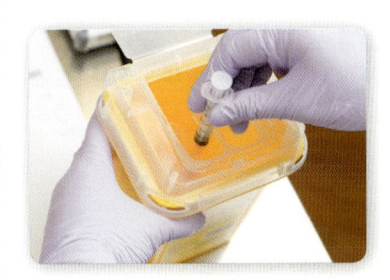

禁忌：針はリキャップしない
根拠 針刺し事故防止
とくに，患者への穿刺後の注射針は感染の危険があるため，リキャップは絶対にしない．

筋肉注射（中殿筋）

51

中殿筋への筋肉注射

7 マッサージ

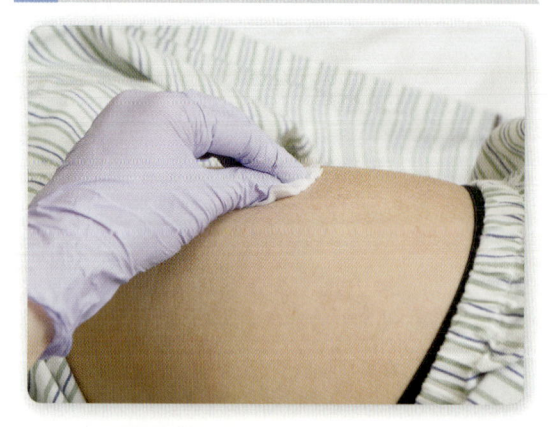

❶穿刺した部位を中心に 1～2 分，マッサージする

根拠 薬剤の浸透と吸収の促進，薬剤の局所貯留による硬結と疼痛の予防と軽減

ポイント
▶必要に応じて温罨法を行う
▶穿刺部位に手が届き，自分でマッサージすることが可能な患者には自身でマッサージしてもらうよう依頼する

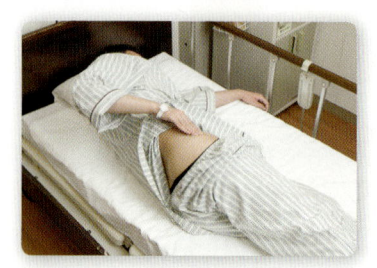

注射後，ベッド柵は必ず元に戻す

注射後の観察
☐注射部位の発赤，熱感，硬結の有無を確認する
☐注射部位やその周囲にしびれ，疼痛が持続する場合は医師に報告する

ショックを起こしやすい薬剤
▷抗菌薬（ペニシリン系，セファロスポリン系，カルバペネム系，アミノグリコシド系など）
▷その他，すべての医薬品がアナフィラキシーを惹起する可能性が皆無ではないことを肝に銘じる

8 観察，後片づけ，記録

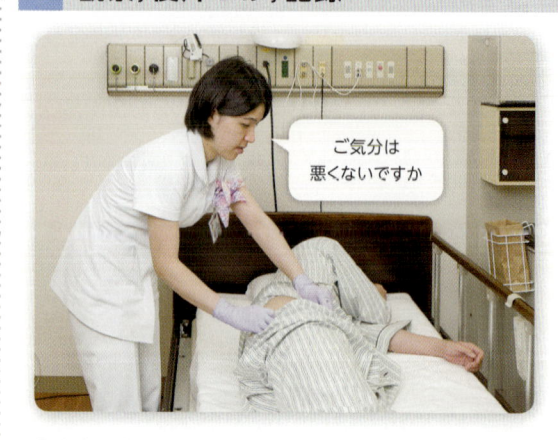

「ご気分は悪くないですか」

❶患者に終了した旨を伝え，異常はないか声をかける

注意 注射後も 5 分程度は観察を行う

ショック症状がないかどうか
☐血圧低下が疑われる症状，頻脈
☐咽頭の浮腫による呼吸困難感
☐唇・眼瞼あるいは顔全体が急に腫れ上がる血管神経性浮腫
上記の症状があったら，すぐにバイタルサインを測定し，同時に医師に報告する

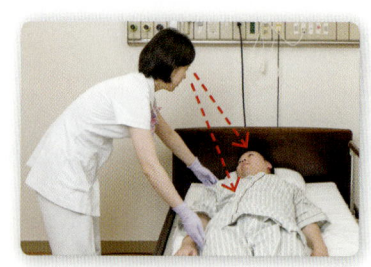

注射後の全身観察は必須

▶アナフィラキシーショックを起こしやすい薬剤を使用する場合，注射後 15～30 分間は安静にするよう説明する

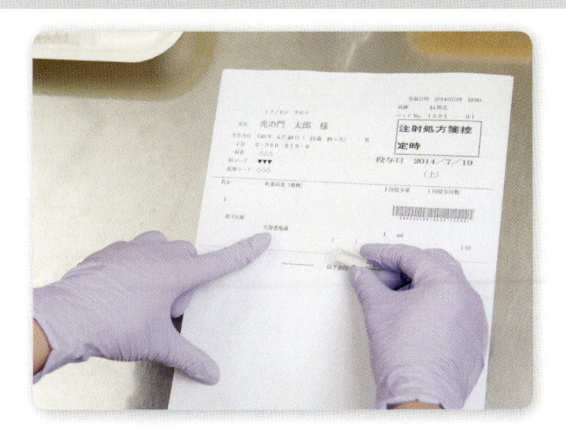

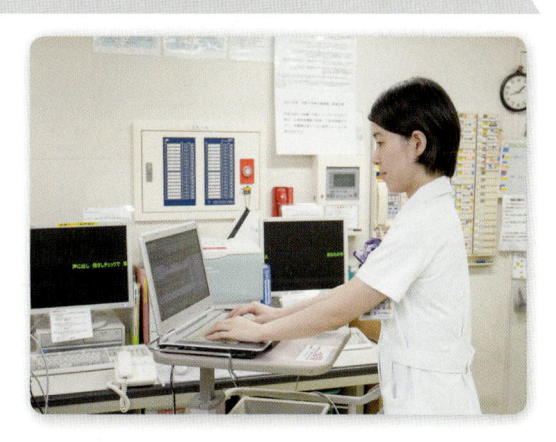

❷注射処方箋控の患者氏名，薬剤名，投与量，投与方法，投与時間，アンプル（またはバイアル）の薬剤名を確認し，PDAに実施入力する
❸注射処方箋控の（　）内に実施印を押す
❹退室する

❺アンプル（またはバイアル）は，捨てる前にもう一度，注射処方箋控を見て，薬剤名，投与量，投与方法，投与時間を確認する
❻アンプル（またはバイアル），消毒綿は規定どおりに分別し，所定の場所に廃棄する（「廃棄物分別マニュアル」☞p128）
❼手袋を外し，手を洗う
❽投与時刻，薬剤名，投与量，投与方法，投与部位などを必要時記録する（必要時の記録 p43）

> [!注意] 実施後も薬剤のアンプル（バイアル）を確認すること
> 根拠 正しい薬剤を指示通り投与できたかの確認

筋肉注射後，マッサージをする薬剤，しない薬剤

▶浸透圧の高い薬剤はマッサージする
　一般的に，浸透圧の高い注射薬剤の場合，マッサージを行う．
根拠 浸透刺激による組織の炎症が起こりやすい
根拠 細胞から水分を吸収するため硬結を生じやすい

▶組織傷害のおそれがある薬剤，持続作用を期待する薬剤はマッサージしない
　原則としてマッサージを行わない薬剤は，懸濁注射剤や，持続作用を期待する薬剤などである．
根拠 懸濁注射剤ではマッサージによって組織傷害が引き起こされるおそれがある

▶表3　筋肉注射後，もまない薬剤一覧

分類	一般名（商品名）	添付文書中の記載（抜粋）
副腎皮質ホルモン製剤	トリアムシノロンアセトニド（ケナコルト-A®）	注射後，注射部位をもまないこと．注射液が脂肪層に逆流し陥没を起こすおそれがある
ソマトスタチンアナログ製剤	オクトレオチド酢酸塩（サンドスタチンLAR®）	注射部位をもまないように患者に指示すること
セロトニン・ドパミン遮断薬	リスペリドン（リスパダールコンスタ®）	注射部位をもまないように患者に指示すること
持効性抗精神病薬	パリペリドン（ゼプリオン®）	注射部位をもまないように患者に指示
H_1受容体拮抗薬	ヒドロキシジン（アタラックス-P®）	注射後，強くもまず軽くおさえる程度にとどめること．皮内または皮下に薬液が漏出し，壊死，皮膚潰瘍，疼痛等の注射部位反応を起こすことがある

三角筋への筋肉注射 ▶3-4

1 必要物品の準備，患者確認（☞ p34～36 参照），穿刺部位の選択（三角筋）

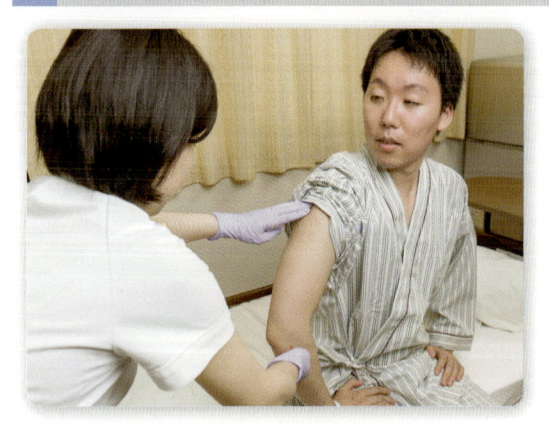

必要物品の準備，患者確認は，p34の❶～❼を参照．注射部位の決定はp46を参照

❶注射する方の腕の袖をまくり，部位を露出してもらう
　※以下，三角筋を選択した場合について述べる
❷肘を曲げ，手を腰付近に当ててもらい，固定する

ポイント
▶袖が上げにくく，注射部位が不潔になるおそれがある場合は，片袖だけを脱いでもらう

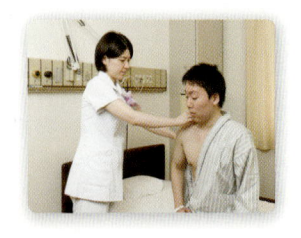

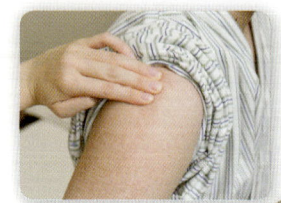

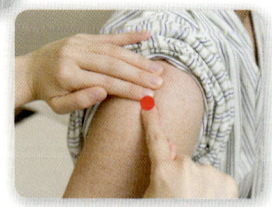

❸肩峰に薬指を合わせ，肩峰から指3本分下の三角筋中央あるいは前半部（腹部寄り）の位置を目安にする

ポイント
▶肩峰の見つけ方（☞ p36）

注意　神経を損傷しないように注意する
上腕後側の深部には腋窩神経や橈骨神経が走っているため，これらを傷つけないよう三角筋中央あるいは腹部寄りの位置を選定する．

必修　穿刺部位の見つけ方（筋肉注射 三角筋を選択した場合） ▶3-5

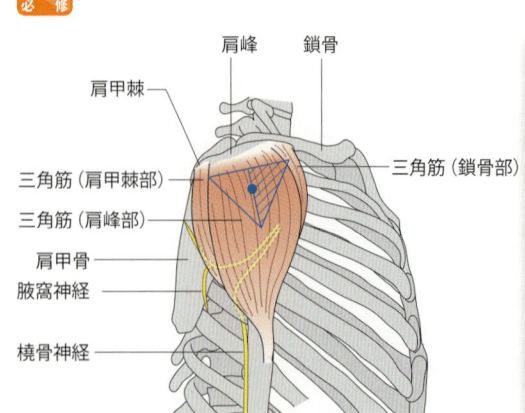

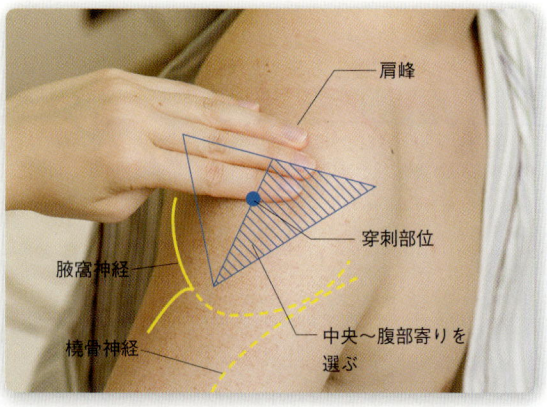

肩峰　鎖骨
肩甲棘
三角筋（肩甲棘部）
三角筋（肩峰部）　三角筋（鎖骨部）
肩甲骨
腋窩神経
橈骨神経

肩峰
穿刺部位
腋窩神経
橈骨神経
中央～腹部寄りを選ぶ

上腕後部には腋窩神経と橈骨神経が走行しているため，肩峰部三角筋の中央もしくは，腹部寄り（斜線部分）を選択する

54

2 消毒

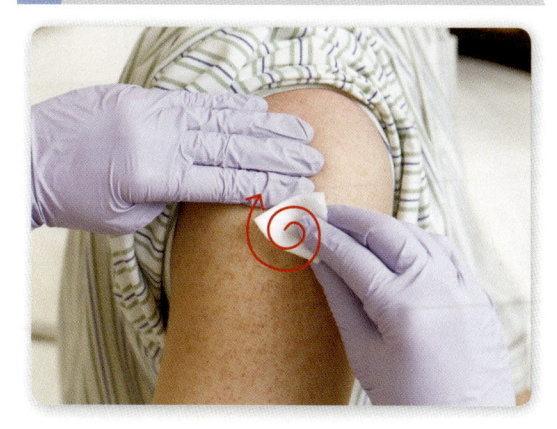

❶手指衛生を行い，手袋を装着する
❷穿刺部位を中心に外側に向けて円を描くように，直径5cm以上の範囲をアルコール消毒綿で拭く．アルコールが乾燥するまで待つ
- 根拠 感染防止．アルコールは揮発時に消毒効果を発揮する

> ⚠️注意 アルコール過敏症の患者には，アルコールフリーの消毒綿を用いる（☞ p38）

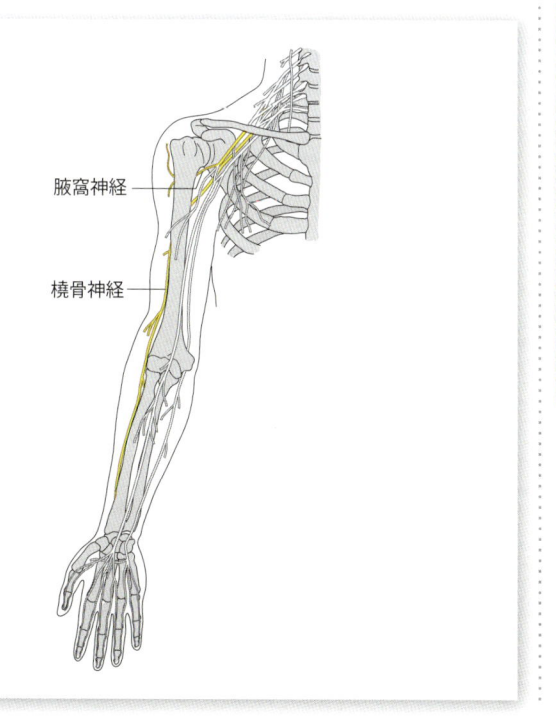

3 穿刺 3-6

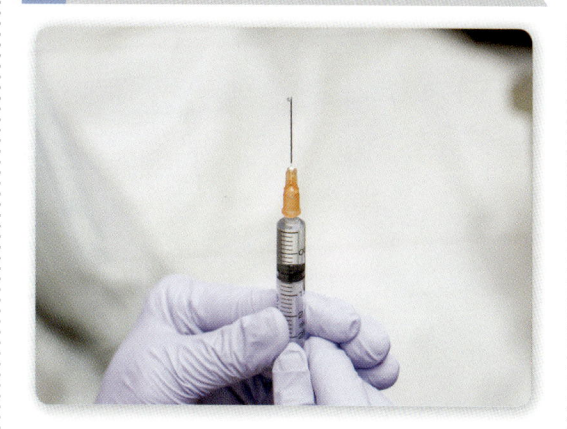

❶注射針のキャップを外し，外筒を指で軽くはじいて薬液内の気泡がシリンジの先端に集まるようにする
❷一度軽く引いて針内の薬液を落としてから，内筒を押し，針の先端まで薬液を満たす（空気を抜く）
- 根拠 薬液量の最終確認
- 根拠 不要な空気を筋肉内に注入しない

❸利き手にシリンジを持つ

ポイント
▶穿刺前に，絞ったアルコール消毒綿を穿刺部位近くに置いておくと，抜針の際にすぐに当てられる

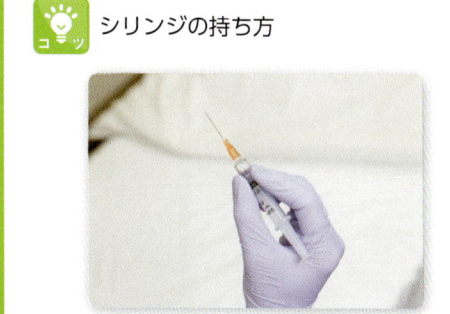

💡コツ シリンジの持ち方

角度がつけやすいよう，ペンを持つようにする

腋窩神経
橈骨神経

筋肉注射（三角筋）

55

三角筋への筋肉注射

3 穿刺（つづき）

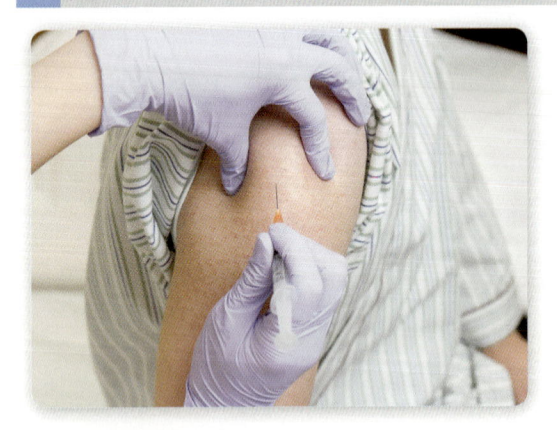

❹穿刺部位周辺の皮膚を軽く引っ張り，伸展させてから筋肉をしっかりつまみ，保持する

根拠 筋肉の固定（刺入しやすい）
根拠 筋肉量の確認

ポイント
▶消毒した部位に触れないよう，大きめにつまむ

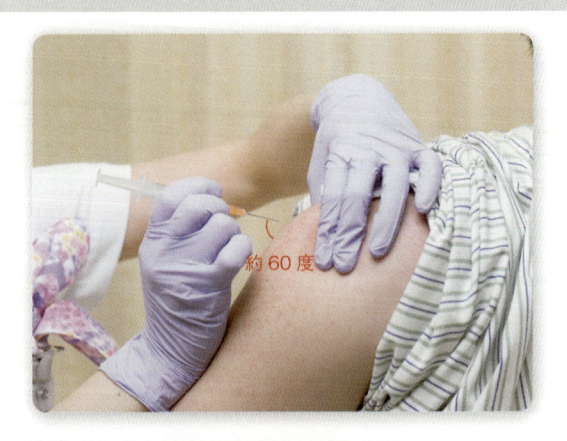

❺約60度の角度で注射針を刺入する

ポイント
▶刺入角度は筋肉や脂肪の厚みにより異なる．目安はおよそ60度（感覚的には90度と思うくらいに垂直気味でよい）である

コツ 皮下組織や筋肉の厚みが少ない場合は寝かせて刺入

つまんだときに筋肉がつかめなかったり，明らかに痩せている人などは筋肉量が少ない（筋層が薄い）と判断し，針を寝かせて（約30〜45度が目安）穿刺する．

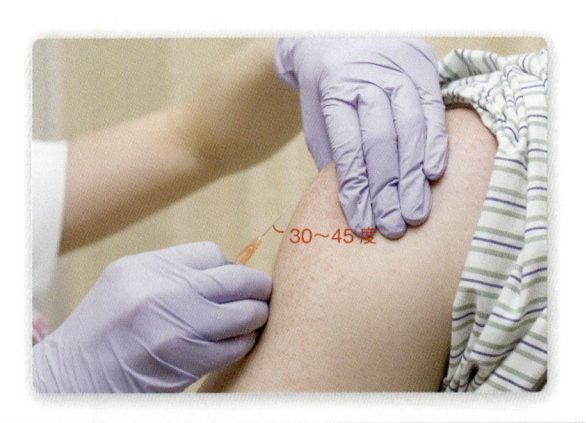

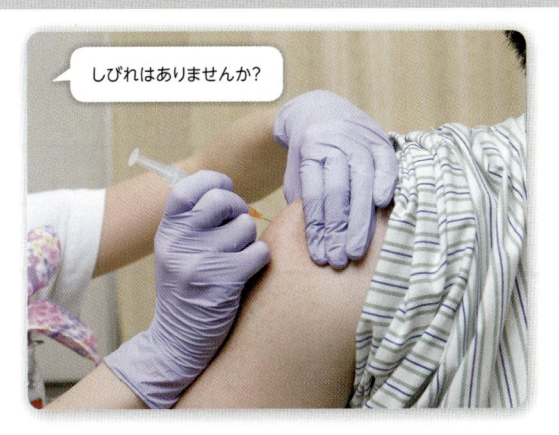

❻刺入したら，しびれがないか確認する

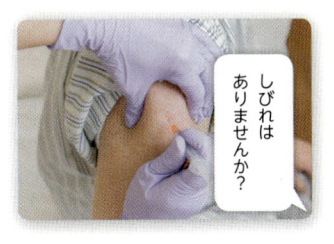

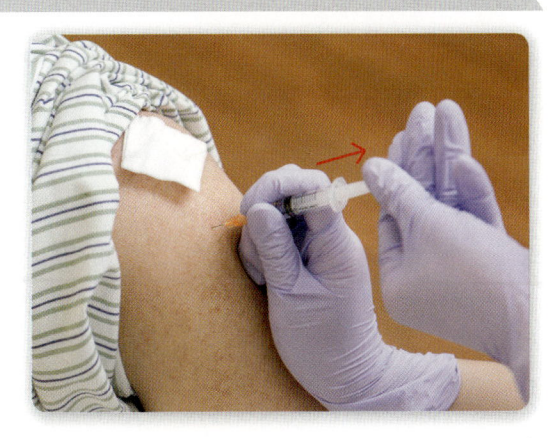

❼シリンジの内筒を少し引き，血液の逆流（逆血）がないことを確認する

ポイント
▶患者に末梢にしびれがないかを確認する．「手先や指にしびれはありませんか？」などと声をかける

ポイント
▶針が血管に入っていない限り，内筒は引けない．よって強く引く必要はなく，軽く引いて，抵抗を確認する程度でよい

> **注意 指先にしびれがあったら速やかに針を抜く**
> 上肢末梢にしびれがある場合は，腋窩神経や橈骨神経を損傷している可能性があるため，速やかに針を抜く．

> **注意 逆血があったら速やかに針を抜く**
> 血液の逆流を認めた場合は，速やかに針を抜く．新しいシリンジを用意し，再穿刺時には他の部位を選ぶ．
> **根拠** 逆血がある＝血管へ刺入している可能性がある

> **コツ 穿刺する際，針先ばかりを見ない**
> 針先や穿刺部位だけに注目せず，全身が観察できる距離感を保つ．

筋肉注射（三角筋）

三角筋への筋肉注射

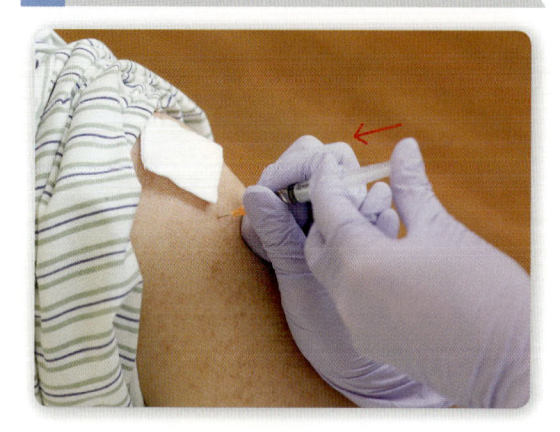

4 薬液の注入

❶薬液をゆっくり注入する

ポイント

▶「ゆっくり」とは，1 mLを5秒ほどかけて薬液を注入する速度である．感覚としてはかなり遅く，頭の中でゆっくりと5秒数えながら注入するとよい

▶注入時は，シリンジを持つ方の手首を上腕に当てて固定し，注射針が動かないようにする

コツ：注射針が固定しやすいよう，自分に合った方法をとる
注入する際，シリンジを利き手でない方の手に持ち替えて，利き手で内筒を押して注入してもよい．

注意：薬液注入時は注意深く観察する

観察：注入部位や全身状態に変化がないか
☐ 針刺入による迷走神経反射
☐ アナフィラキシー（呼吸困難感，全身冷感などのショック症状）

5 抜針，マッサージ

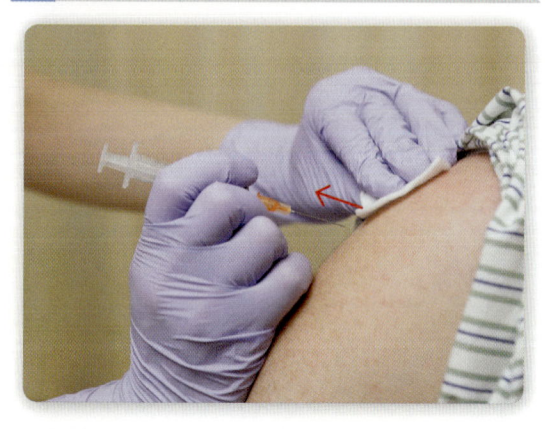

❶穿刺部位にアルコール消毒綿を当てて素早く針を抜き，1〜2分，軽くマッサージする

※以下，中殿筋への筋肉注射の場合に同じ（☞p51〜53）

ポイント

▶針はリキャップせずにただちに針専用廃棄容器に捨てる

禁忌：針はリキャップしない
根拠 針刺し事故防止
とくに，患者への穿刺後の注射針は感染の危険があるため，リキャップは絶対にしない．

必修：マッサージの必要の有無は薬剤による ☞p53

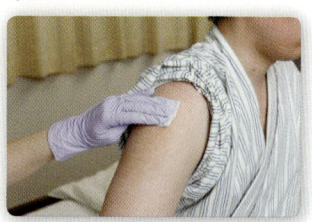

1〜2分マッサージする

静脈内注射
（ワンショット）
ができる

目標

- ☑ 所属施設における静脈内注射実施要件を理解できる
- ☑ 静脈の解剖生理を理解できる
- ☑ 静脈内注射の必要性を理解できる
- ☑ 静脈内注射の身体への影響とリスクを理解できる
- ☑ 薬剤の作用・副作用を理解できる
- ☑ 指示受けから注射実施までの過程を理解し，実施できる
- ☑ 安全・安楽に実施できる
- ☑ 実施後，薬剤の作用を観察できる
- ☑ 患者の苦痛を最小限にできる

Column

虎の門病院の「IV ナース」について

　静脈内注射(IV)は薬剤を直接血管内に注入するため，他の注射と比べて身体に及ぼす影響が甚大である．技術的にも他の注射と比べて困難なため，長年にわたり，看護師の業務範囲を超えているとの行政解釈がされてきた．

　しかし，看護教育の水準が向上したことや医療器材の進歩などから，2002(平成14)年9月に行政解釈が変更され，静脈内注射は看護師の診療の補助行為の範疇として取り扱われるという解釈が示された．

　虎の門病院ではこの解釈変更を受けて，看護師による静脈内注射のあり方について検討した．その結果，静脈内注射を院内の認定資格制度にして，看護師が適切な判断能力と安全に実施できる知識・技術があると認められた場合に，静脈内注射を行う資格を与えることにした(IV ナース)．

　資格試験を受けられるのは看護師を1年間以上経験した者である．静脈内注射に限らず幅広い項目の試験(知識および実技試験)に合格した者に2年間の静脈内注射実施資格を与えており，有資格者は2年ごとに更新試験を受ける必要がある．

　このようにして虎の門病院では，静脈内注射を行う看護師の質を担保している．

静脈内注射（ワンショット） ▶ 4-1

1 必要物品の準備

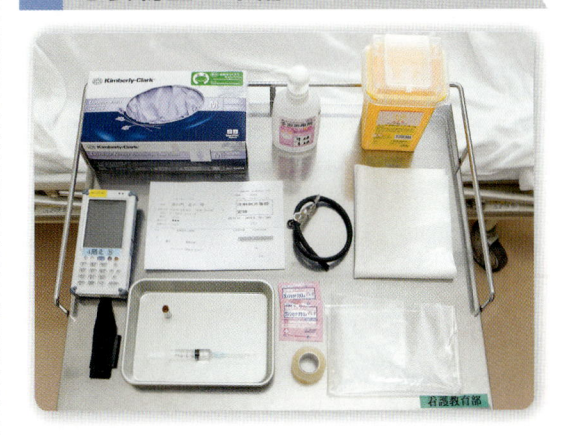

❶必要物品を準備する

必要物品
① 手袋
② PDA（携帯情報端末）
③ 注射処方箋控
④ 注射薬のアンプル（またはバイアル）
⑤ 薬液準備済みのシリンジ（注射針付，21〜23G）
⑥ トレイ
⑦ 手指消毒用アルコール
⑧ 針専用廃棄容器
⑨ 処置用シーツ
⑩ 駆血帯（必要時肘枕）
⑪ ゴミ袋
⑫ アルコール消毒綿
⑬ 固定用テープ
※薬液の準備は投与直前に実施するのが原則（準備の方法☞p6）

2 患者確認，バイタルサインの測定

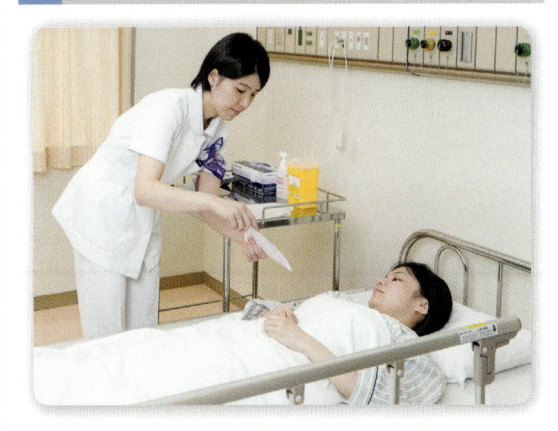

❶カーテンを引き，プライバシーを確保する
❷患者にフルネームで名前を名乗ってもらう（患者確認，説明の詳細☞p34〜35）
　根拠　患者誤認防止
❸静脈内注射の内容を説明する
❹必要時バイタルサインを測定する
❺PDAで，患者識別リストバンドでの患者認証と注射処方箋控のバーコード認証を行う
❻手指衛生を行う

> **注意　ワンショットが可能な薬剤か確認**
> 薬剤の準備段階で行っておくが，静脈内へのワンショットが可能な薬剤であるか，再確認する．
> 根拠　誤投与による事故防止

[必要物品]
① 手袋
② PDA
③ 注射処方箋控
④ 注射薬のアンプル
⑤ 薬液準備済みのシリンジ
⑥ トレイ
⑦ 手指消毒用アルコール
⑧ 針専用廃棄容器
⑨ 処置用シーツ
⑩ 駆血帯
⑪ ゴミ袋
⑫ アルコール消毒綿
⑬ 固定用テープ

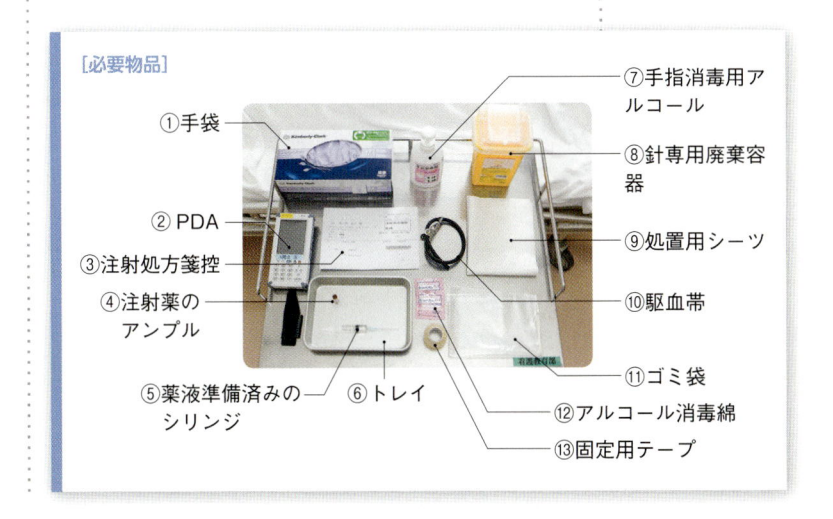

静脈内注射（ワンショット）

3 注射部位の決定（上腕の場合）

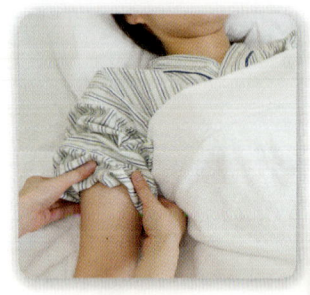

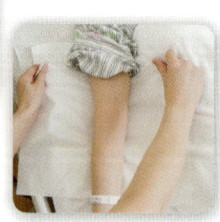

❶注射部位を選択する
❷患者の寝衣，体位を整える
❸必要時，穿刺部位の下に処置用シーツを敷く
❹手指衛生を行い，手袋を装着する

ポイント
▶原則的には表在する静脈すべてに注射が可能だが，通常，上肢の正中皮静脈，橈側皮静脈，尺側皮静脈を選択する

❌ 患側を選択しない
麻痺側，シャント造設側，乳房切除，腋窩リンパ節郭清を行った側，熱傷痕や重症アトピー性皮膚炎のある部位，血腫や感染のある部位は避ける．

⚠ 神経損傷・動脈損傷に注意する
注射部位の選択時にもっとも気をつけるべきことは，神経損傷と動脈損傷である．

静脈内注射の部位選択

▶通常，上肢の静脈を選択する
　下肢は深部静脈炎や血栓形成の可能性もあり，できれば避ける

▶神経損傷と動脈損傷のリスクが少ない部位を選択する
　▷上腕の静脈と動脈，神経の走行をしっかりと把握する．通常は正中皮静脈，橈側皮静脈，尺側皮静脈を選択するが，尺側皮静脈の近くには尺骨動脈や内側前腕皮神経が走行しているため，橈側皮静脈を第一選択とするとリスクが少ない．

▶穿刺した針が静脈を貫通してしまうリスクが低い部位を選択する
　▷蛇行している血管や関節付近を避ける．
　▷できるだけ太く，弾力のある血管を選択する．
　▷血管の側面でなく，直上から刺入できる部位を選択する．

▶**安全・安楽な部位を選択する**
　▷患側への穿刺は避ける．
　▷患者が自然な姿勢をとれる部位を選択する．
　▷薬液を注入する間，針の固定がしやすい部位を選択する（不安定な場所は避ける）．

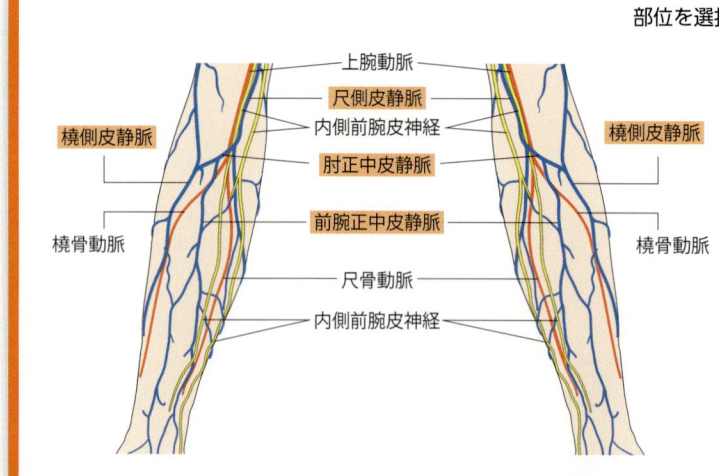

（図中ラベル）
上腕動脈
尺側皮静脈
内側前腕皮神経
橈側皮静脈
肘正中皮静脈
橈側皮静脈
前腕正中皮静脈
橈骨動脈
橈骨動脈
尺骨動脈
内側前腕皮神経

4 穿刺部位の選択

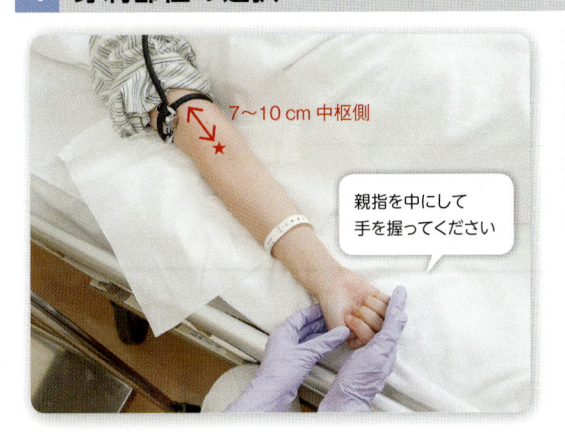

7〜10 cm 中枢側

親指を中にして手を握ってください

❶ 上腕に駆血帯を巻く
❷ 母指を中にして手を握ってもらい，血管を怒張させる
　根拠 怒張させることで太くなり，見つけやすく穿刺もしやすい

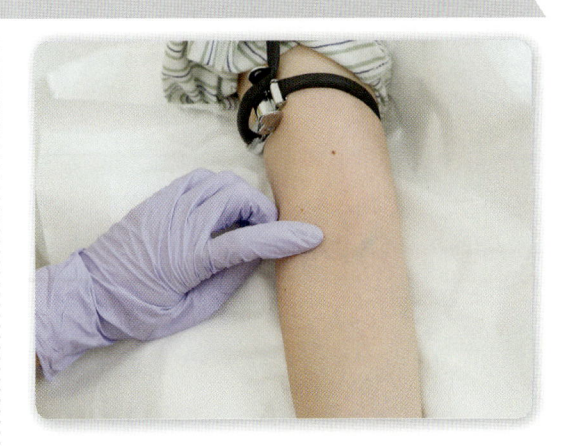

❸ 指先で静脈を触れながら，最も適切な血管（穿刺部位）を探す

ポイント
▶ 穿刺部位の 7〜10 cm 中枢側を駆血する
※必要時には肘枕を使用する

適切な血管の見つけ方
▶ 示指の指腹で血管を触れ，静脈の走行に沿って血管の状態を確認していく
　▷弾力のある血管
　▷より太い血管
　▷蛇行せず，まっすぐに走行している血管
　▷針を固定する長さが保てる血管
▶ 神経の走行を再度確認し，離れた血管を選択する
血管を見つけるのは練習あるのみ．自分や家族，友人などたくさんの人の血管に触れて感覚を養おう．

血管がわかりにくい，怒張しない場合の対処
▶ 血行促進
母指を中にして掌握運動をしてもらう．
穿刺部位を温湿布やホットパックなどで温める（出にくいとわかっている場合は事前に温めておく）．

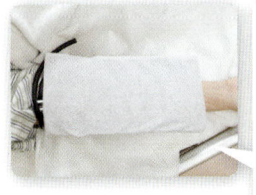

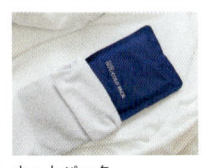

ホットパック

▶ アームダウン
駆血帯を一度外し，穿刺部位を心臓より低くしてから再度締める．

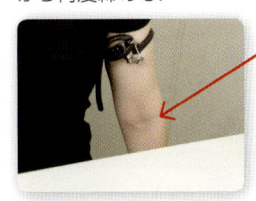

アームダウンで血管が浮き出たら，その血管に触れてみて，走行や深さを確認し，穿刺部位の見当をつける

▶ 触れてみる
静脈の走行に沿い，指先で触れながら血管の状態を確認する．血管が見えにくいときでも，弾力のある血管を触知できる．

静脈内注射 (ワンショット)

5 消毒

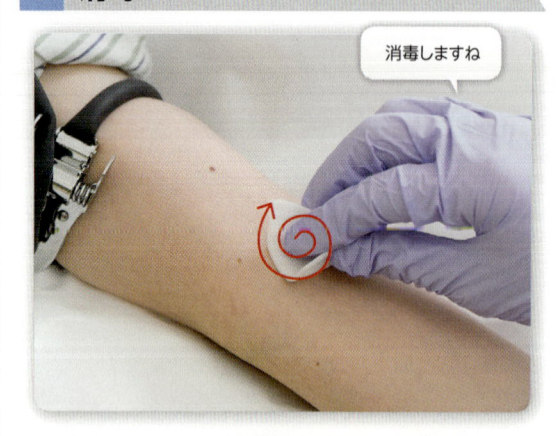

❶穿刺部位を中心に円を描くように外側に向けて，直径 5 cm 以上の範囲をアルコール消毒綿で拭く．アルコールが乾燥するまで待つ

> **注意 アルコールは完全に揮発させる**
> 根拠 感染防止．アルコールは揮発時に消毒効果を発揮する
> 根拠 血管痛予防．揮発しないうちに刺入すると，アルコールが血管内に入り，血管痛が起こる

> **注意 アルコール過敏症がないか確認する**
> アルコール過敏症の患者には，アルコールフリーの消毒綿を用いる (☞ p38)．

6 穿刺 4-2

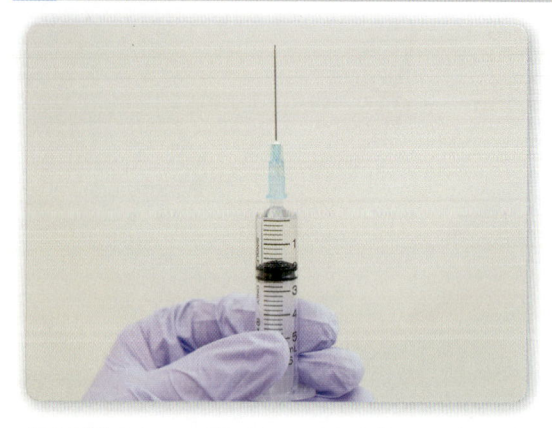

❶注射針のキャップを外し，空気を抜きながら針先まで薬液を満たす
  根拠 空気塞栓の予防
  根拠 薬液量の最終確認
❷穿刺しやすいように利き手で持つ

ポイント
▶ 刃面と目盛りが上になるように持つ
  根拠 薬液注入の分量がわかりやすい．また，刃面は上を向いていた方が，穿刺部位への圧力が軽減され，痛みを軽減できる

コツ シリンジの持ち方

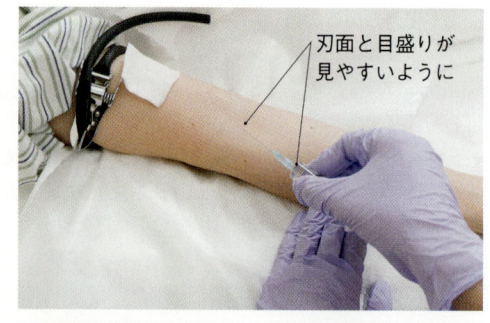

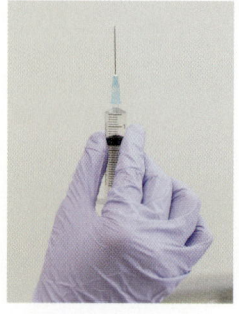

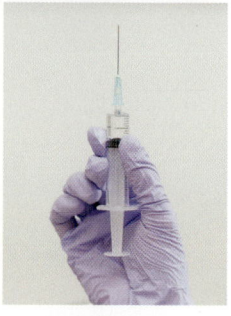

刃面と目盛りが見やすいように

刃面と目盛りを上に　　下から見た写真

64

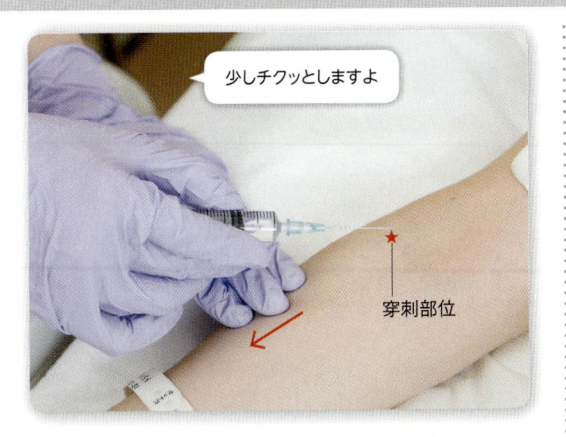

「少しチクッとしますよ」

穿刺部位

「指先にしびれはありませんか」

15～20度

❸穿刺部位より少し末梢の皮膚を，血管の走行に沿って手前に引き，血管を固定する

根拠 穿刺しやすい

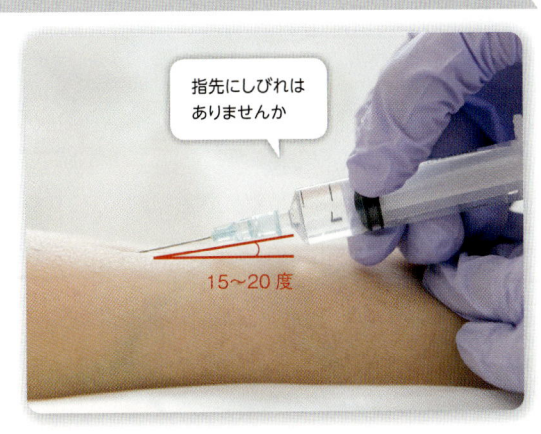

❹刺入し，しびれがないか患者に確認する

ポイント
▶強く引っ張りすぎないこと
▶穿刺前に，絞ったアルコール消毒綿を穿刺部位近くに置く（抜針後の止血に用いる）

ポイント
▶15～20度の角度で刺入する
▶患者に声をかけ，しびれの有無を尋ねる

> **注意 神経損傷・動脈損傷が生じていないか必ず確認する**
> ▶神経損傷：手の指先の痛みやしびれ感，あるいは我慢できないような痛み
> ▶動脈損傷：内筒が動脈圧で自然に押し戻される．静脈血に比べ明らかに鮮やかな色の血液
> ➡いずれもただちに抜針し，圧迫止血を行う（動脈損傷の場合は5分以上）．医師に診察を依頼する．

💡コツ 静脈に正しく穿刺するためのコツ

▶**大事なことは，静脈内に正しく穿刺できること**
　▷静脈に針が入るときには，血管壁を「プツッ」と突き破るような感覚がある．その感覚を覚えておく．
　▷指の感覚に加えて，逆血が確認できれば静脈内に針がしっかり入っていることを示している．
　▷逆血が確認できたら少し針を寝かせる（血管と針を平行に近くするイメージ．穿刺の角度のままでは血管を貫通する可能性がある）．
　▷穿刺の力で血管が動いてしまわないよう，穿刺したい血管を固定する（皮膚に刺さったあと，針先から血管が逃げてしまうのを防ぐ）．

▶**よくある穿刺の失敗例**
　▷血管内に入ったものの，貫通してしまう（①）．
　▷血管に入る前に針先が逃げ（すべり），血管外に針が出てしまう（②）．

［イメージ］

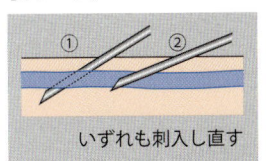

① ②

いずれも刺入し直す

静脈内注射（ワンショット）

65

静脈内注射（ワンショット）

7 逆血確認

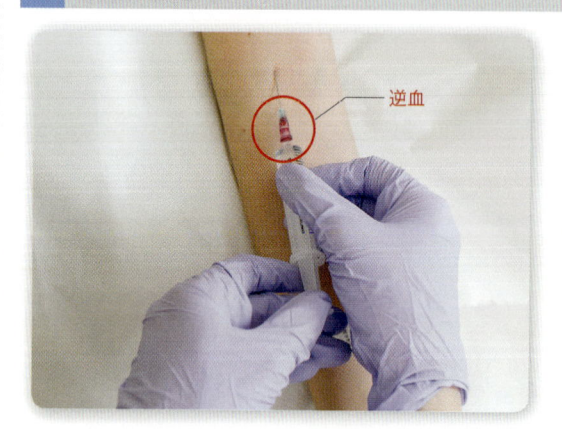

❶静脈血の逆流を確認する

ポイント
▶刺入しても静脈血の逆流（逆血）がみられない場合は，シリンジの内筒を少し引いて血液が引けることを確認する．それでも逆流がなければ，静脈内に刺入できていないということである

> **コツ** 3回以上刺さない ▶4-3
>
> 逆血が確認できず，刺入に2度失敗した場合は3回以上刺さず，患者に謝罪し，他の看護師か医師に依頼する．

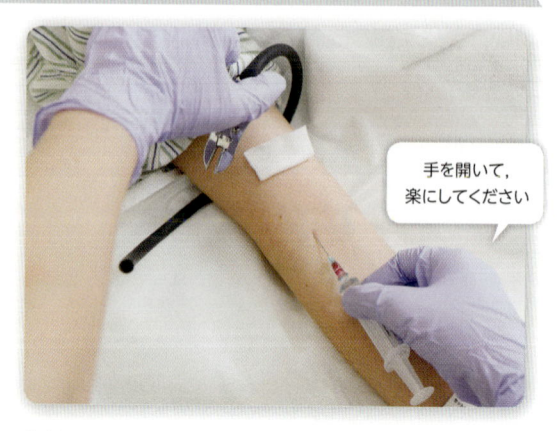

❷針を少し寝かせて，2～3mmさらに進め，駆血帯を外す
❸患者に握っていた手を開いてもらう

（吹き出し）手を開いて，楽にしてください

ポイント
▶針を少し寝かせ，血管の走行に沿うようにすることで，静脈内に確実に刺入できる
▶静脈内に確実に針が入ったら，血管を怒張させる必要性がなくなるため，手を緩めてもらう
▶静脈内に針が入ったら，シリンジを持つ手の指を患者の腕の上で固定し，動かないように保持する
　根拠 針先を正しい注入部位（静脈内）に保つ

> **コツ** 針が血管内にあっても，逆血がない場合
>
> ▶血管内に針が入っているにもかかわらず，血液の逆流がない場合，血管壁に針の刃面が張りついている可能性がある．
>
> ［イメージ］
> 刃面が血管壁に張りつく 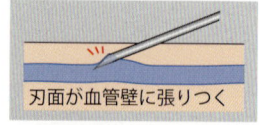
>
> ▶その場合は
> ①針を少し進めてみる
> ②針を少し戻してみる
> ③角度を少し変えてみる
> ➡これらを実施しても逆血がみられない場合は，無理に針先で探ったりせず，針を抜いて別の部位でやり直す．

> **注意** 駆血帯は薬液注入前に外す
>
> **根拠** 駆血帯をつけたまま薬液を注入すると，刺入部の血管内圧が高いままなので，血管外漏出の原因となる
>
> ［イメージ］
> 血管外漏出／血管／駆血帯／圧高い

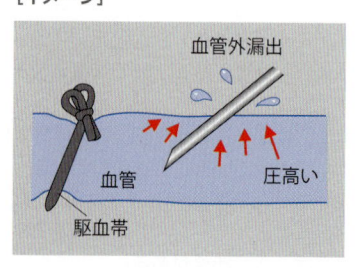

8 薬液の注入

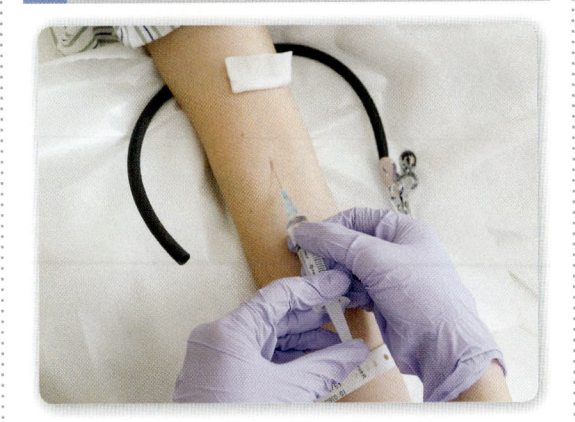

❶薬液をゆっくり注入する

ポイント
▶注入時は針が動かないよう持ち手で固定する

> **注意 アナフィラキシー反応に注意する**
> ▶静脈内注射は薬効の発現も速いが，副作用の発現も速い

> **観察** 注入中は以下を確認し，異常を認めた場合ただちに注入を中止し，針を抜いて医師を呼ぶ
> ☐ 注射部位の発赤や腫脹，血管に沿った発赤がみられないか
> ☐ アナフィラキシー反応(呼吸困難感，胸部絞扼感，血圧低下，チアノーゼ，喘鳴など)がないか

> **注意 ゆっくり注入**
> ▶急激に注入すると血管痛の原因になるのでゆっくり(1 mLを5秒くらいかけて)注入する

> **注意 血管外漏出に注意する**
> ▶血管外への薬液の漏れが認められる場合は，速やかに針を抜去する(針の刺入部周辺の腫脹や疼痛が主な徴候)

9 抜針，止血

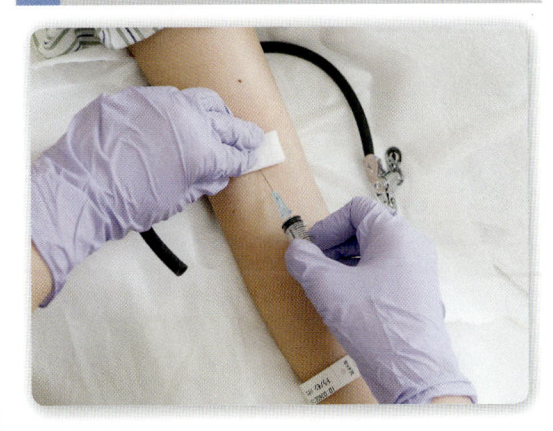

❶終了時は素早く針を抜き，消毒綿を当て，圧迫する
❷針はただちに針専用廃棄容器に捨てる

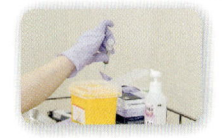

ポイント
▶もまないこと
　根拠 静脈内注射では，もむことにより止血を妨げ，内出血を起こすおそれがある

> **禁忌 針はリキャップしない**
> **根拠** 針刺し事故防止
> ただちに針専用廃棄容器に捨てる

静脈内注射(ワンショット)

静脈内注射（ワンショット）

9 抜針，止血（つづき）

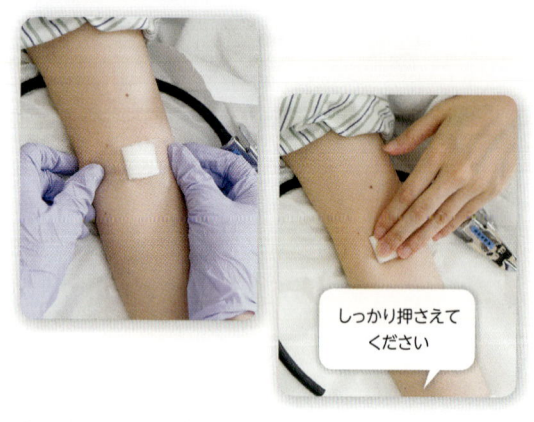

しっかり押さえてください

❸消毒綿をテープで固定し，圧迫止血する
根拠 血腫予防

ポイント
▶自分で圧迫できる患者には3～5分程度，上からしっかり押さえるように説明する
▶出血性素因のある患者の場合は，5分以上止血に時間がかかることもある．確実に止血したことを確認してから患者のそばを離れる
▶テープを緩く止めないこと

注射後の観察
□注射部位の発赤，熱感，腫脹，硬結の有無を確認する
□注射部位やその周辺にしびれ，疼痛が持続する場合は医師に報告する

10 観察，後片づけ，記録

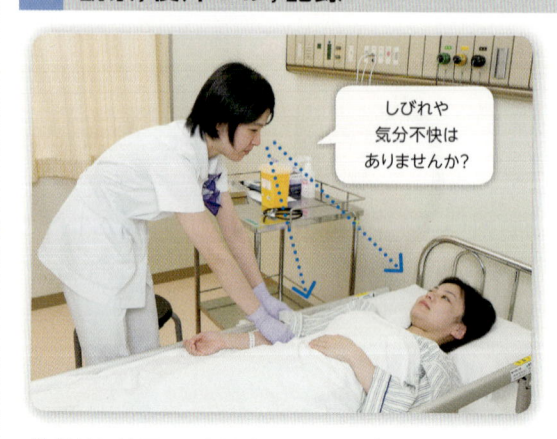

しびれや気分不快はありませんか？

❶患者に終了した旨を伝え，異常がないかどうか尋ね，衣服を整える
❷手袋を外す
❸注射処方箋控の患者氏名，薬剤名，投与量，投与方法，投与時間，アンプル（またはバイアル）の薬剤名を確認する
❹PDAを使用して実施入力を行う
❺注射処方箋控の（　）に実施印を押す
❻5分程度は患者の様子を観察し，異常がないことを確認してから退室する

注意 注射後も5分程度は観察を行う

ショック症状がないかどうか
□血圧低下が疑われる症状，頻脈
□咽頭の浮腫による呼吸困難感
□唇・眼瞼あるいは顔全体が急に腫れ上がる血管神経性浮腫
上記の症状があったら，すぐにバイタルサインを測定し，同時に医師に報告する

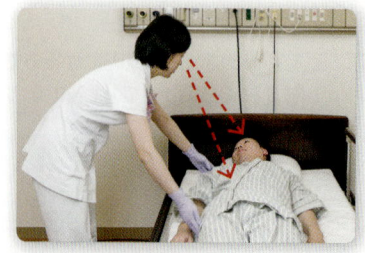

注射後の全身観察は必須

▶アナフィラキシーショックを起こしやすい薬剤を使用する場合，注射後15～30分間は安静にするよう説明する

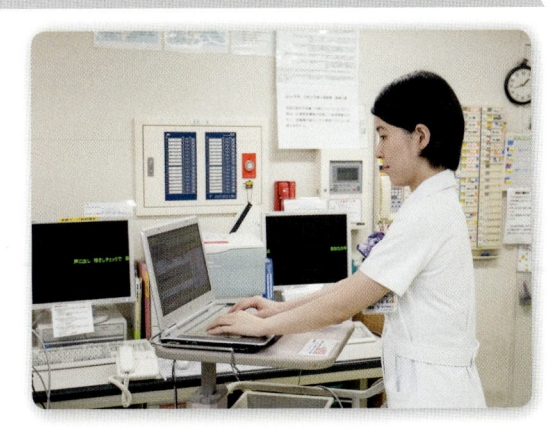

❼使用した物品を所定の場所に返却または廃棄する
❽手指衛生を行う
❾記録する

ポイント
▶患者の血液で汚染した物品は,「廃棄物分別マニュアル」に従い処理する（☞ p128）
▶注射実施時刻,穿刺した針の太さ,穿刺部位,施行者名,薬剤名,注射量などを記録する

> **注意** 実施後も薬剤のアンプル（バイアル）を確認すること
> **根拠** 正しい薬剤を指示通り投与できたかの確認

点滴静脈内注射ができる

目標

- ☑ 点滴静脈内注射の必要性が理解できる
- ☑ 指示受けから注射実施までの過程を理解し，実施できる
- ☑ 実施後，薬剤の作用を観察できる
- ☑ 安全・安楽に点滴静脈内注射の実施・管理ができる

ルートの確保（留置針穿刺とヘパリンロック） 動画 5-1

1 必要物品の準備

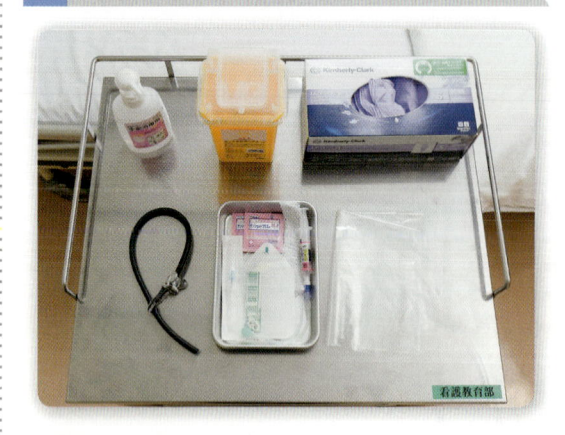

❶使用する物品を用意する

必要物品
①手指消毒用アルコール　②駆血帯
③アルコール消毒綿　　　④トレイ
⑤末梢静脈留置針（18～24G）
⑥滅菌透明ドレッシング材
⑦固定用テープ
⑧ヘパリン生食入りシリンジと延長チューブ
⑨ネット包帯
⑩針専用廃棄容器
⑪手袋　　⑫ゴミ袋
※ヘパリン生食は，延長チューブに満たしておく

2 事前の説明と準備

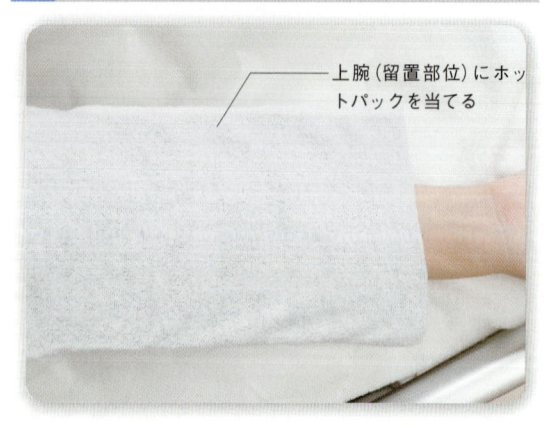

上腕（留置部位）にホットパックを当てる

❶患者に点滴の予定を説明し，事前に排尿を済ませるよう促す
❷穿刺予定部位を確認し，血管がわかりにくいようであれば事前に温罨法をしておく（☞ p63）

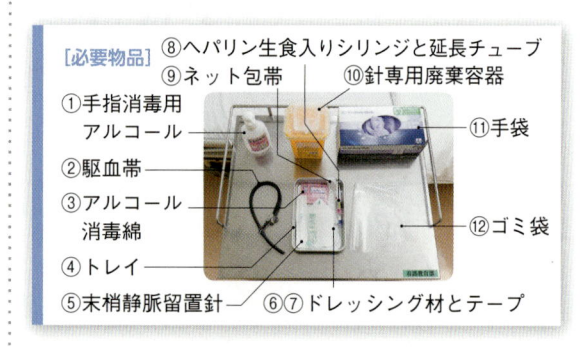

[必要物品]
⑧ヘパリン生食入りシリンジと延長チューブ
⑨ネット包帯　⑩針専用廃棄容器
①手指消毒用アルコール　⑪手袋
②駆血帯
③アルコール消毒綿　⑫ゴミ袋
④トレイ
⑤末梢静脈留置針　⑥⑦ドレッシング材とテープ

必修 ヘパリン生食を延長チューブに満たしておく（事前に手指衛生を行い，手袋を装着する）

①延長チューブ，ヘパリン生食入りシリンジを袋から取り出す 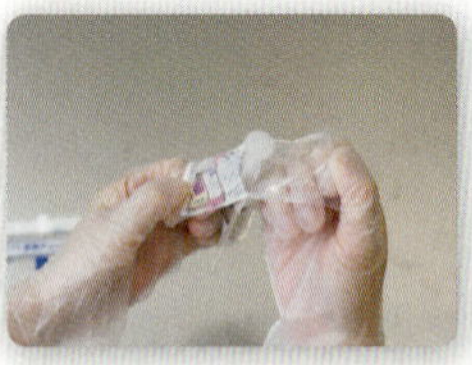 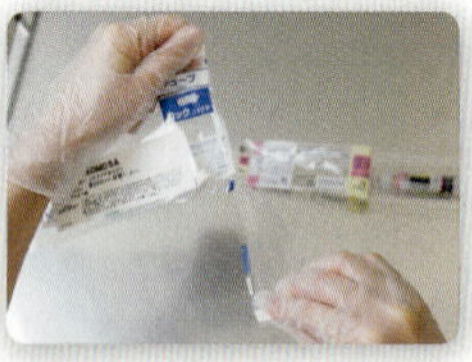
接続部が周囲に触れないよう注意する

②延長チューブにシリンジを接続する 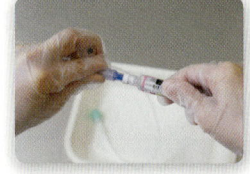
チューブの先端をトレイ上に置いて行うと不潔にならない

③チューブにヘパリン生食を注入する 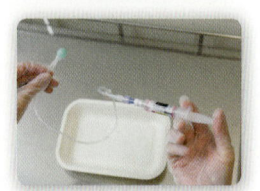
ヘパリン生食をチューブの先端まで満たす

④準備完了

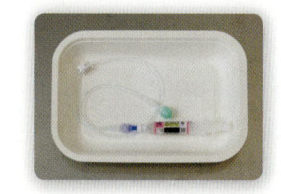

3 患者の確認

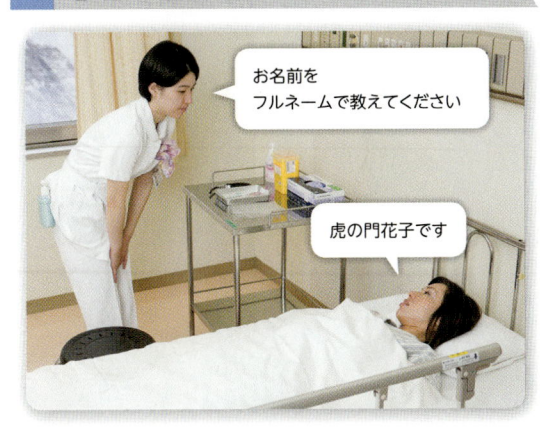

お名前を
フルネームで教えてください

虎の門花子です

❶トレイに必要物品をのせて訪室する
❷患者にフルネームを名乗ってもらい，確認する
根拠 患者誤認防止

ポイント
▶必要時，バイタルサインを測定する
▶プライバシーに配慮して環境を整える

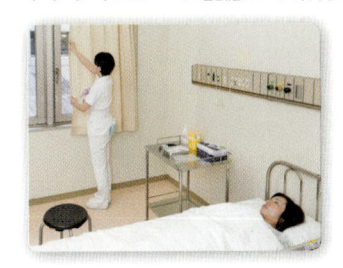

4 留置部位の決定

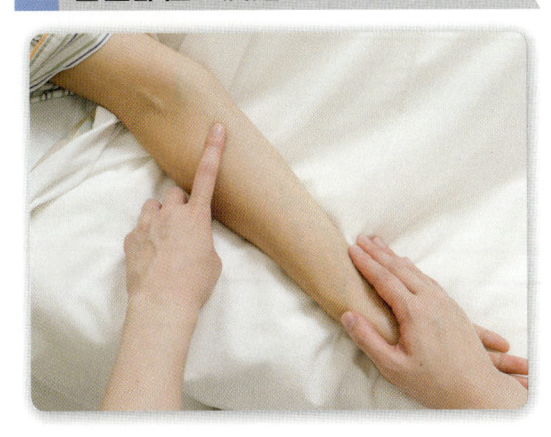

❶針を留置する血管を選択する

ポイント
▶部位の決定，血管の選択は，静脈内注射（ワンショット）と基本的には同じである（☞ p62～63）．留置針の場合に特有の注意点については **必修** 参照

注意 動脈損傷，神経損傷に注意する

点滴静脈内注射（ルートの確保）

必修 留置する血管を選ぶポイント

▶**長時間の固定がしやすいこと**
　▷行動制限が最小限にできる部位．また，体動に影響を受けにくく，抜けにくい部位．
　▷患者も様子を見やすい部位．

▶**下肢はできる限り避ける**
　▷下肢は血管が細いため，継続投与すると血管外漏出を起こしやすい．
　▷血流が滞りやすいため，静脈炎や血栓症を起こす危険性が高い（やむを得ず下肢に留置する場合は，投与速度を緩やかにする）．
　▷歩行しづらい．

▶**針が血管内に留置されやすいこと**
　▷肘や手首などの関節部，手背は避ける．曲げたときに針が動いてしまう危険がある．
　▷血管が蛇行していないこと．できるだけまっすぐで，留置針がおさまる長さを確保する．

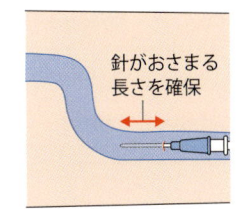

針がおさまる長さを確保

ルートの確保（留置針穿刺とヘパリンロック）

4 留置部位の決定（つづき）

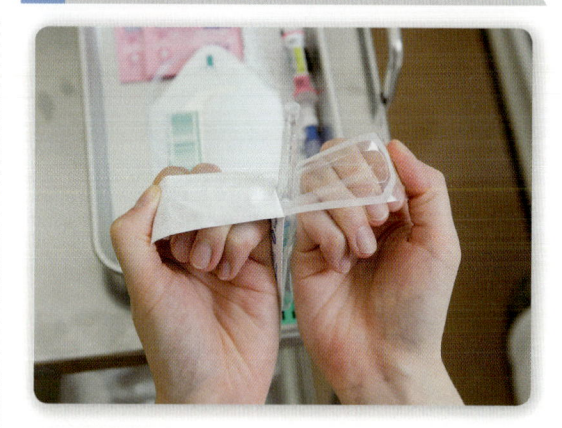

❷手指衛生を行う
❸留置針を袋から取り出し，トレイに置く

ポイント
▶袋の内側や留置針の先端に触れないこと

注意　留置針を衛生的に保つ
根拠　感染防止

コツ　固定の準備をしておく
留置針は穿刺を始めると両手がふさがるため，固定のための準備をしておくとよい．

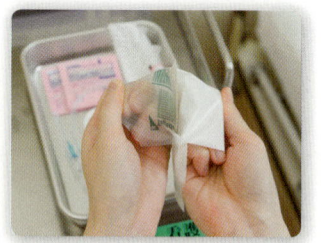

滅菌透明ドレッシング材や固定用テープをあらかじめ袋から出し，トレイに用意しておく

5 穿刺部位の選択　5-2

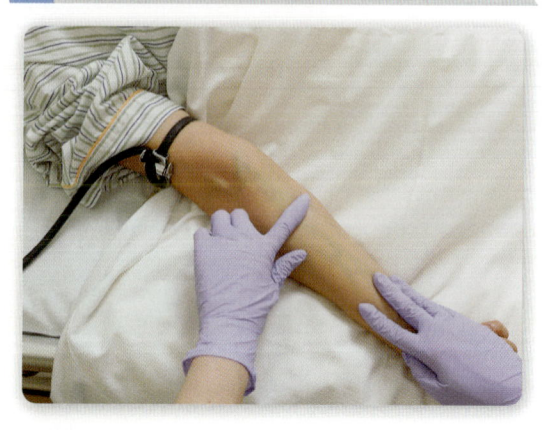

❶手袋を装着し，穿刺部位から7～10cm中枢寄りの位置に駆血帯を巻く
❷母指を中にして手を握ってもらい，血管を怒張させる（☞p63）
　根拠　怒張させることで太くなり，見やすく穿刺しやすい
❸指腹で血管に触れて様子を見ながら，穿刺する部位を選択する（適切な血管と穿刺部位の見つけ方☞p63～65）

ポイント
▶蛇行していないまっすぐな血管を選ぶ
▶末梢から中枢に向かって指腹で血管をなぞるようにすると怒張しやすい

必修　同一血管であれば，中枢より末梢を優先して選択する

穿刺に失敗した後，より末梢を再穿刺すると，前回穿刺したところから薬液が漏れる可能性がある．

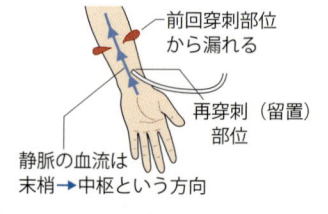

前回穿刺部位から漏れる
再穿刺（留置）部位
静脈の血流は末梢→中枢という方向

6 消毒

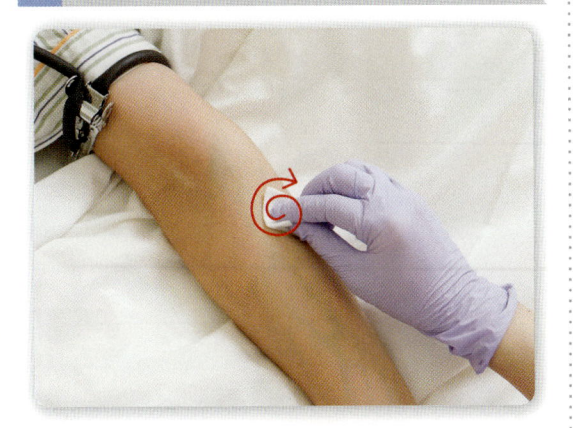

❶アルコール消毒綿で，穿刺部位を中心に外側に向かって5cm程度円を描くように拭き，十分に乾燥するまで待つ

根拠 感染防止

留置針の構造

▶金属製の内針と外套針がセットになっており，穿刺後，外套針のみを静脈内に留置する
　▷構造は違うが，刺すときの感覚は普通の注射針とほぼ変わらない． 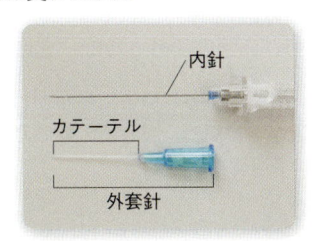
　▷カテーテルはポリウレタン製で，留置後は体温で軟らかくなる．
▶内針は，針基(はりもと)の安全装置ボタン(白いボタン)を押すことで収納されるようになっている(カテーテルだけが血管内に留まる)

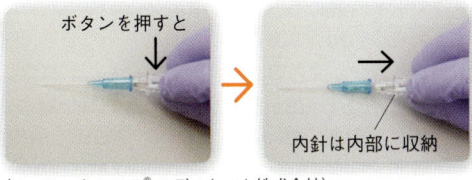

内針
カテーテル
外套針

ボタンを押すと → 内針は内部に収納

(スーパーキャス5® メディキット株式会社)

7 穿刺 5-3

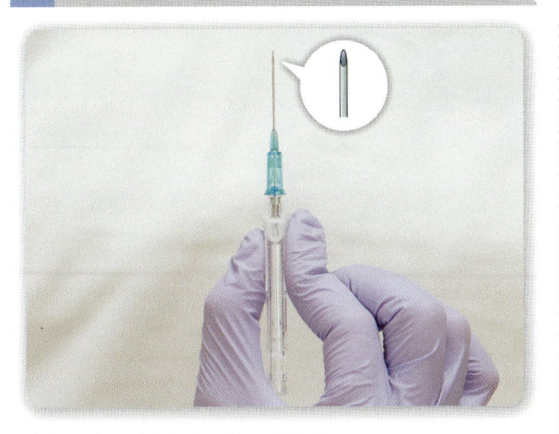

❶留置針は利き手で基底部を持つ

ポイント
▶血液の逆流(逆血)が見えるように持つ
▶刃面を上向きにして持つ

留置針の持ち方

▶逆血が確認できるよう，矢印部分が隠れないように持つ

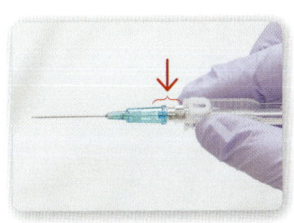

▶下の写真のように持つと逆血の確認ができないうえに，穿刺後，留置針を寝かせるために持ち替えたりしなければならない

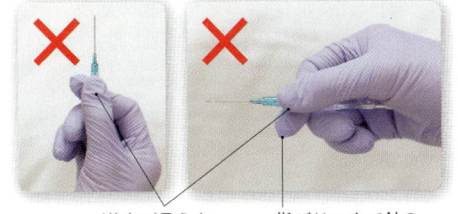

✗ 逆血が見えない
✗ 指がじゃまで針の角度を変えにくい

点滴静脈内注射(ルートの確保)

75

ルートの確保（留置針穿刺とヘパリンロック）

7 穿刺（つづき）

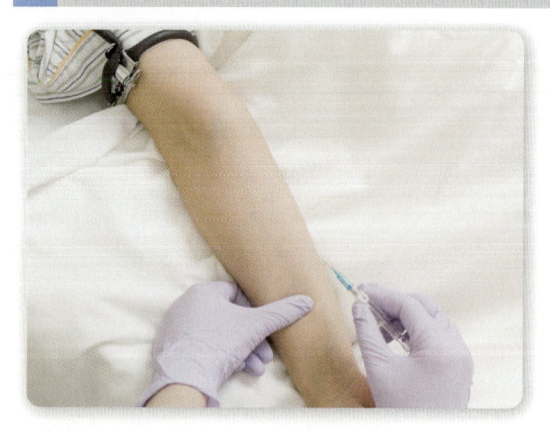

❷穿刺部位手前（末梢側）の皮膚を軽く引っ張り，血管を固定する

ポイント
▶穿刺部位の血管が固定されていない状態では，穿刺の際の針の力によって血管が動いてしまい，穿刺しにくい（静脈穿刺のコツ☞p65）

> **コツ** 穿刺する旨を患者に伝える
> 「チクッとしますね」

> **注意** 神経損傷・動脈損傷が生じていないか必ず確認する
> ▶神経損傷：手の指先の痛みやしびれ感，あるいは我慢できないような痛み
> ▶動脈損傷：内筒が動脈圧で自然に押し戻される．静脈血に比べ明らかに鮮やかな色の血液
> ➡いずれもただちに抜針し，圧迫止血を行う（動脈損傷の場合は5分以上）．医師に診察を依頼する．

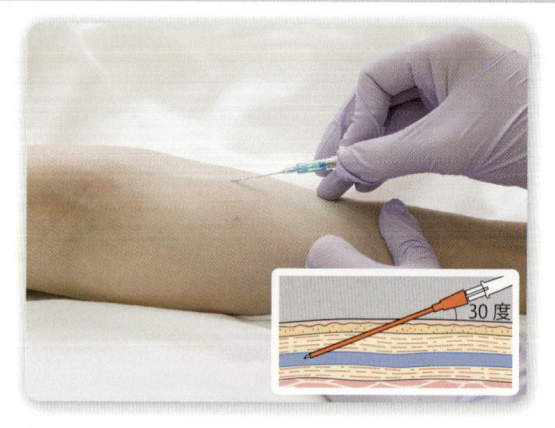

❸30度の角度で静脈の走行に沿って穿刺する
❹患者にしびれがないか確認する
❺逆血を確認する

ポイント
▶針先に血液が逆流すること（逆血）により，静脈内に針が入っていることが確認できる．留置針はとくに長期に血管内に留め置くものなので，確実に血管内に入っていることを確認する．普段より逆血が少ない状態などの場合は確認する

> **コツ** 針が血管内にあっても，逆血がない場合
> ▶血管内に針が入っているにもかかわらず，血液の逆流がない場合，血管壁に針の刃面が張りついている可能性がある．
>
> ［イメージ］ 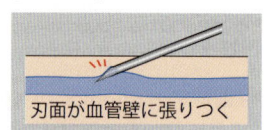
> 刃面が血管壁に張りつく
>
> ▶その場合は
> ①針を少し進めてみる
> ②針を少し戻してみる
> ③角度を少し変えてみる
> ➡これらを実施しても逆血がみられない場合は，無理に針先で探ったりせず，針を抜いて別の部位でやり直す．

76

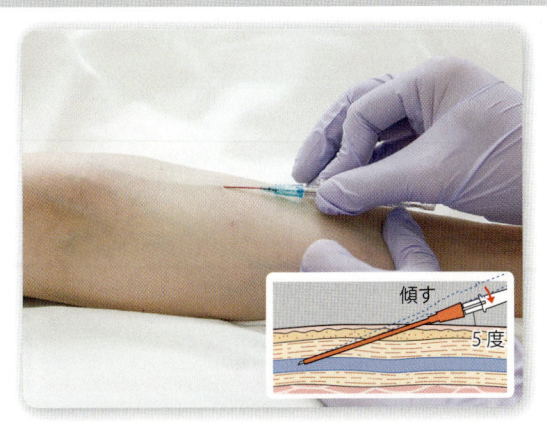

❻留置針を30度から5度に倒す（寝かせる）

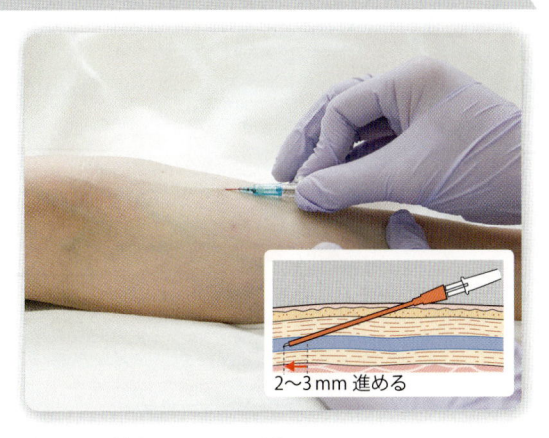

❼さらに針を2～3mm進める

ポイント

▶針を寝かせる前，針先はなるべく前後に動かさないようにする

逆血が確認できたら，すぐに30度から5度に倒す

30度のまま穿刺すると，血管を突き抜けてしまうため，逆血が確認できたら（＝静脈内に針が到達したら）すぐに針を寝かせる．寝かせてから針を進める．

血管を突き貫けないように注意する

針を寝かせずに針先を進めると，血管を貫通する危険がある．

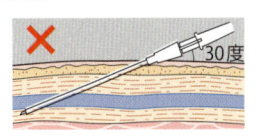

3回以上刺さない

逆血がないなど，穿刺に2度失敗した場合は，3回以上同じ看護師で行わない．患者に謝罪し，他の看護師か医師に依頼する（失敗した場合，留置針などは毎回新しいものに交換する）．

点滴静脈内注射（ルートの確保）

ルートの確保（留置針穿刺とヘパリンロック）

7 穿刺（つづき）

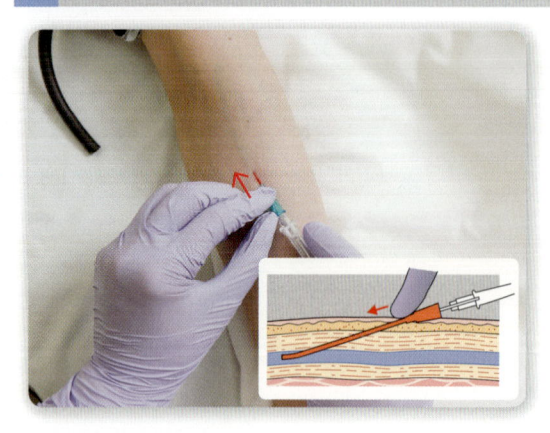

⑧針を持つ利き手はその位置で固定したまま，反対の手で外套針を根元まで進める
⑨駆血帯を外す

ポイント
▶外套針がスムーズに進まない場合は無理に進めない（血管損傷のリスクあり）
▶駆血帯は，内針を抜くときに血液の逆流を防ぐためにここで外しておく（現在，逆流防止弁が付いている留置針もある）

> **コツ 外套針を進めるコツ**
> 外套針は，正確に血管に入っていればスムーズに進む．スムーズに進むことを確認したら，その先はスッと進める（ゆっくり進めると痛い）．

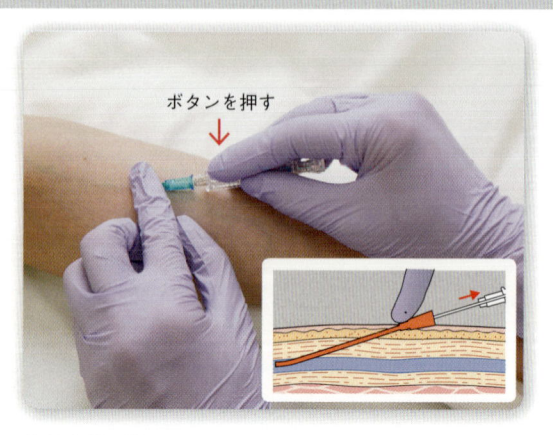

⑩外套針が抜けないよう指で軽く押さえて安定させる
⑪内針が外套針の中にある状態でボタンを押して安全装置を作動させ，内針を安全カバー内に引き込む
⑫内針は安全カバーごとそのまますぐに針専用廃棄容器に捨てる
　根拠 針刺し事故防止

ポイント
▶ボタンを押すときには，外套針と内針がまっすぐになるように注意する

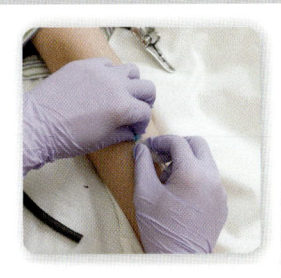

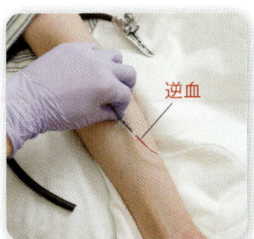

⑬ヘパリン生食を満たしておいた延長チューブを外套針としっかり接続する
⑭シリンジの内筒を引き，再度逆血があることを確認する

ポイント
- 接続部が周囲に触れないよう注意する
- 接続は逆血が漏れないように素早く行うとされていたが，現在使われている逆流防止弁付きの留置針は，接続と同時に開通するしくみになっている．素早さより，確実性が求められる
- 留置後すぐに輸液ボトルをつなぐ場合は，外套針と延長チューブを固定したあと（「9 固定」参照），p83「2 点滴ボトルの接続」へ

> **注意 延長チューブ接続時にも逆血を確認する**
>
> 穿刺時にも逆血を確認するが，延長チューブ接続時にもシリンジの内筒を引いて逆血を確認し，確実に静脈内に外套針が留置されていることを確認する．接続時に針が動いて血管外に移動する可能性を考える．
>
> 根拠 血管外漏出の予防

> **注意 延長チューブの接続部を清潔に保つ**
>
> 根拠 感染防止

8 ヘパリンロック

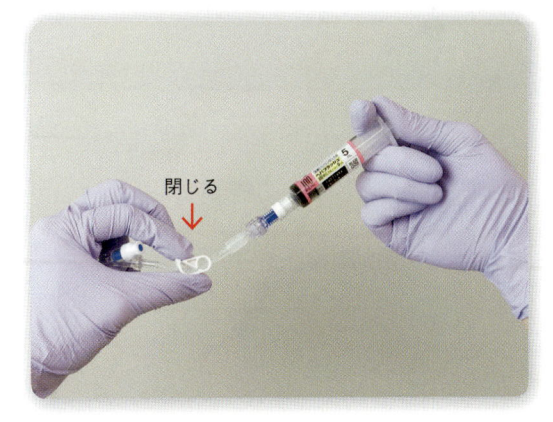

❶ヘパリン生食を1 mL注入し，シリンジの内筒を押し込んだ状態で，延長チューブのワンタッチクレンメを閉じる
　根拠 ヘパリンの逆流を防ぐ
❷クレンメを閉じたら，シリンジを外す

ポイント
- ヘパリン生食はゆっくりと注入する
- ヘパリン生食は全部で延長チューブの容量＋1 mLを注入する
- シリンジを外した接続部が，他の物に触れて不潔にならないよう注意する

> **注意 注入中に抵抗を感じたら注入を止める**
>
> ヘパリン生食を注入中に抵抗を感じたら，血管内に針が入っていないおそれがあるため注入を止める．

> **資料 なぜ，ヘパリン生食を注入するのか**
>
> ヘパリン生食や輸液を投与しない状態で血管内に外套針（カテーテル）を留置すると，異物である針の先端部分に血小板が集まりやすくなり，凝固してカテーテルを閉塞させる．これを予防するために，ヘパリン生食（抗凝固薬ヘパリン加生理食塩水）を延長チューブ内に充填しておく（ヘパリンロックという）．

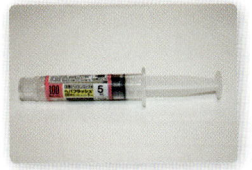

抗凝固薬ヘパリン加生理食塩水入りシリンジ

ルートの確保（留置針穿刺とヘパリンロック）

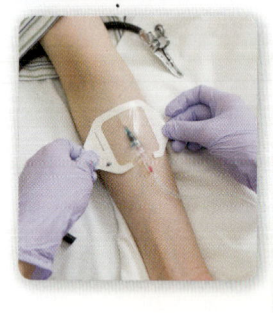

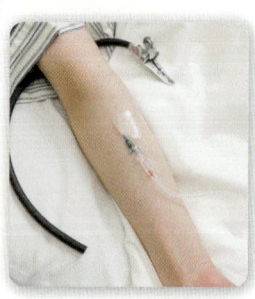

9 固定 5-4

❶刺入部に血液などがあれば拭き取る
❷針の刺入部周囲に異常がないか確認しながら，滅菌透明ドレッシング材を貼る（ライナー紙のフレーム部分をはがして完了：写真右）

ポイント
▶刺入部位が完全に覆われるように滅菌透明ドレッシング材を貼り，観察しやすいようにする
　根拠 血管外漏出や静脈炎などのトラブルを起こしていないかどうか，観察を行うため

注意 刺入部位の観察を怠らない
刺入部周囲の腫脹や疼痛が認められる場合は血管外漏出が考えられるため，速やかに針を抜く．

コツ ドレッシング材は中央部分（針基）から外側に向かって貼る
しわになりにくく，隙間もできにくい．

注意 留置針は 96 時間以内に交換
根拠 静脈炎予防
薬液を持続投与する期間が長くなるほど静脈炎の発生率は高くなる．静脈留置針の場合，毎日の観察とともに，96 時間以内に刺し替えることが原則である．

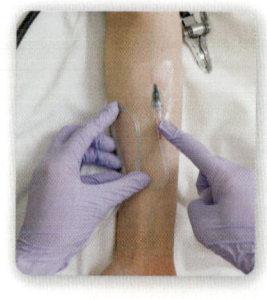

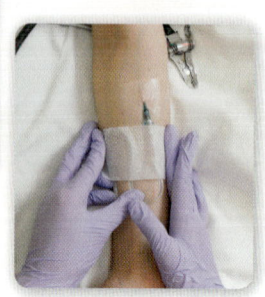

❸延長チューブはループを作る
❹全体をテープで固定する

ポイント
▶針先が動かないよう指先で押さえながら外套針を扱う
▶折り曲げないこと（チューブが閉塞する）

コツ 抜去防止のため，ループを作って固定する
チューブをまっすぐな状態で固定すると，引っ張ればすぐに抜けてしまう．ループを作ることで，引っ張る力の作用が針まで影響しない．

コツ チューブと固定テープの間に隙間ができないように貼る
▶隙間があるとはがれやすい
▶外と触れないことで刺入部を清潔に保つことができる

必修 点滴時の拘束感
点滴をしているときの患者の拘束感は強い．患者の視点で，できるだけ日常生活動作に不自由がないよう配慮する．

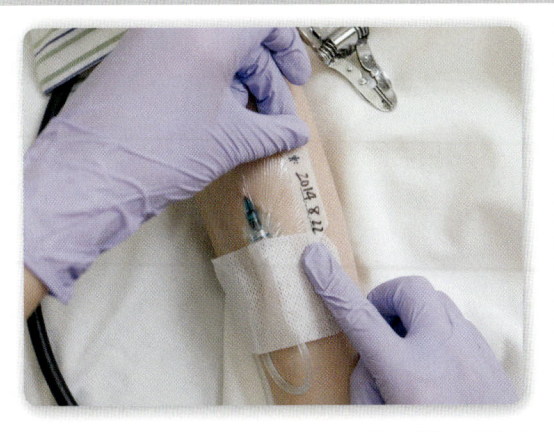

❺針を留置した日付をドレッシング材の端に油性ペンで記入する

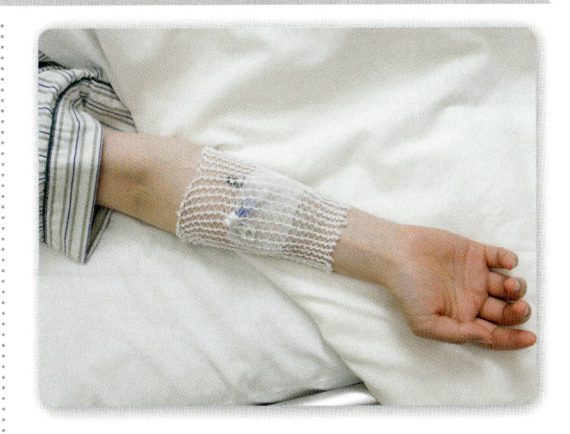

❻延長チューブをまとめ，ネット包帯で固定する
❼手袋を外し，手指衛生を行う

ポイント
▶必ず針を固定しているドレッシング材に日付を書くこと
　根拠 刺入部を固定しているテープ以外は，留置中にも貼りかえられる可能性があるため
▶刺入部が隠れるような場所には日付を記入しない
▶消えないよう油性ペンで書く

留置した日付の書き方
必ず針を固定しているテープに日付を書く．

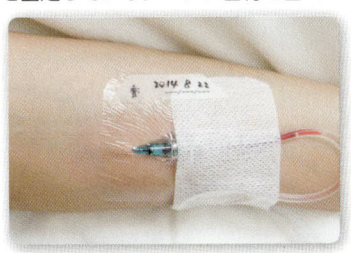

ドレッシング材付属のシールに書いて貼る

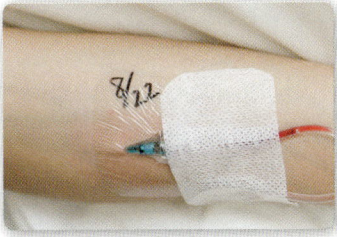

ドレッシング材に直接書く

ルートのまとめ方

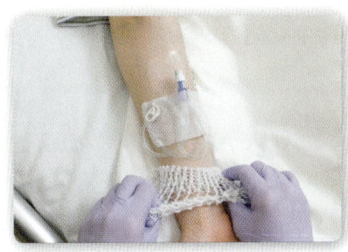

固定テープから出た延長チューブは，折り曲げずに（自然な走行で）丸め，ネット内にコンパクトに収める．逆方向に無理に丸めたり，折り曲げたりしないこと

翼状針の固定法

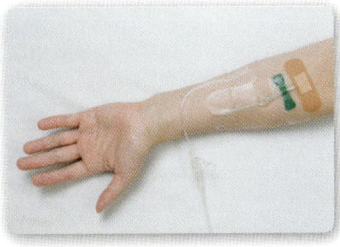

翼状針の場合は短時間で留置が終わることが多いため，比較的安価で固定が確実なバンドエイド®などで固定する（滅菌透明ドレッシング材はコストがかかる）

点滴静脈内注射（ルートの確保）

ルートの確保（留置針穿刺とヘパリンロック）

10 後片づけ，記録

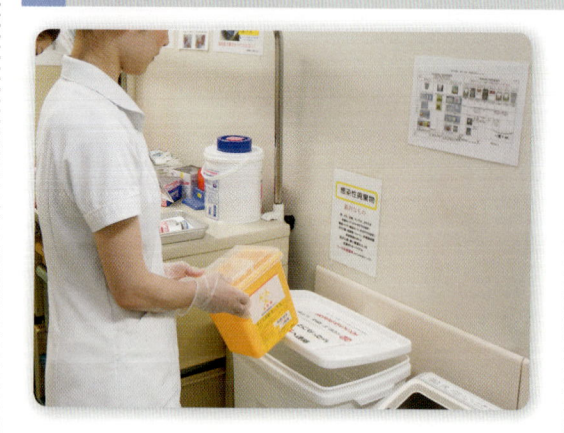

❶患者に声をかけて退室し，後片づけをする

ポイント
▶ 使用した物品は定位置に戻す
▶ 廃棄物は分別し，所定の場所に捨てる．患者の血液で汚染した物品は「廃棄物分別マニュアル」(☞p128)に従い処理する

資料　血液等で汚染したリネンの取り扱い（虎の門病院のルール）
▷ 血液等で汚染したリネン類は，周囲を汚染しないように水溶性ランドリーバッグに入れて密封し，病室名または部署名などを油性ペンで書き，搬送する．
▷ 水溶性ランドリーバッグは密閉したまま洗濯機に投入されるため，洗濯物以外の混入物がないように十分気をつける．
▷ 洗濯室では65℃程度の温水で予洗後，0.02〜0.1%の次亜塩素酸ナトリウム存在下で熱水洗濯（80℃以上，10分以上）が行われる．

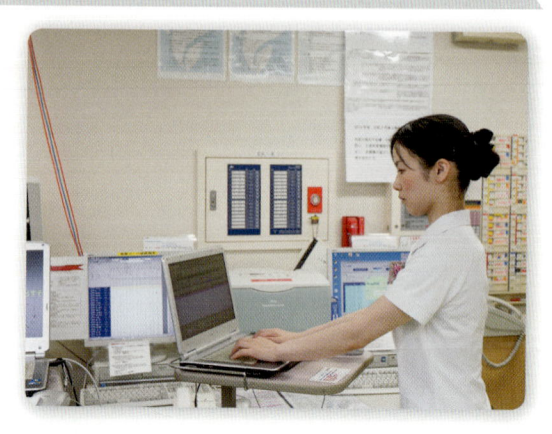

❷記録する

ポイント
▶ 実施時刻，留置針の種類・太さ，穿刺部位，施行者名などを記録する

資料　点滴の記録
定時の点滴はPDAで実施入力する．点滴の交換や開始時間も，実施入力によって自動的に記録される．その後の看護の展開が必要なもの，看護上問題と思われる場合，変化がある場合は記事を入力する（たとえば，その症状が改善したかどうかなど，評価が必要な場合）．

点滴ボトル（バッグ）の接続 5-5

1 必要物品の準備，患者確認

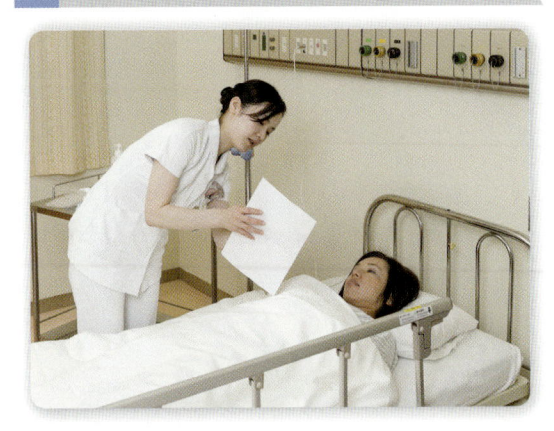

❶必要物品を準備し，訪室する
❷患者確認，薬剤の確認，PDA認証を行う（☞p34〜35）

必要物品
①手指消毒用アルコール
②トレイ
③注射処方箋控
④薬剤ミキシング済みの点滴ボトル（輸液セットを接続し，プライミングされているもの）
⑤バイアルまたはアンプル（確認用）
⑥アルコール消毒綿
⑦手袋
⑧PDA
硬い材質の点滴ボトルの場合は通気針

▶ミキシングは☞p17，プライミングは☞p26

[必要物品]
⑦手袋
①手指消毒用アルコール
②トレイ
③注射処方箋控
⑤バイアル（確認用）
④薬剤ミキシング済みの点滴ボトル
⑥アルコール消毒綿
⑧PDA

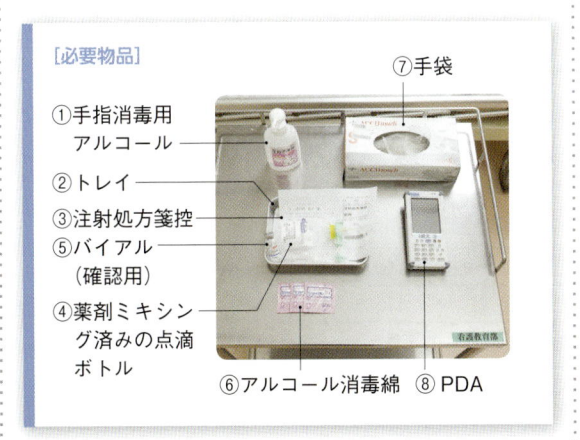

2 点滴ボトルの接続

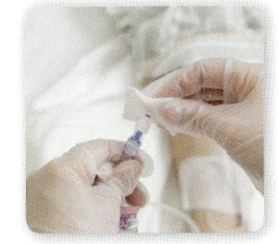

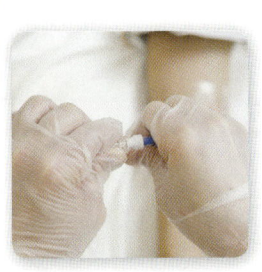

❶患者の腕にまとめてある延長チューブをネットから出す（ヘパリンロックしてある状態☞p79〜）
❷延長チューブの注入口をアルコール消毒綿で消毒し，乾燥させる
　根拠 感染防止
❸点滴ボトルに接続してある輸液セットと延長チューブを接続する

ポイント
▶延長チューブの注入口に輸液セットの接続口をまっすぐさし，ねじ式の場合は確実に回して接続する

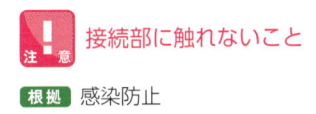

注意 接続部に触れないこと
根拠 感染防止

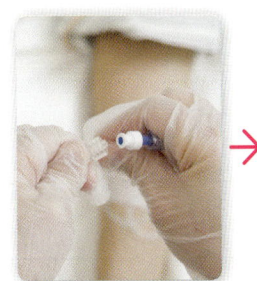

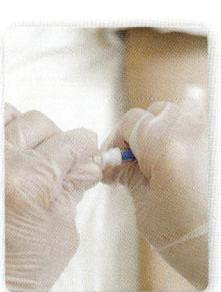

消毒後，接続部を周囲に触れずに接続する

点滴静脈内注射（点滴ボトルの接続）

83

点滴ボトル（バッグ）の接続

2 点滴ボトルの接続（つづき）

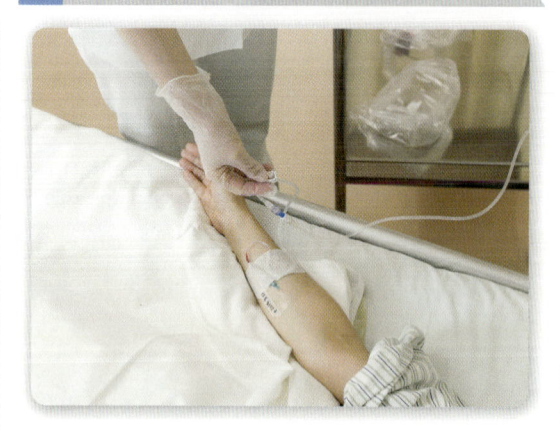

❹延長チューブのワンタッチクレンメを開く
❺チューブへの逆血を確認する
　根拠　留置針が静脈内にあることを確認するため

> 注意　逆血を確認し，針が血管内に確実に留置されていることを確認する
> 根拠　血管外漏出の予防　　▶5-6

▶クレンメを開いても血液の逆流がみられない場合は，点滴ボトルを穿刺部位より低くしてクレンメを開き，血液の逆流を確実に確認する

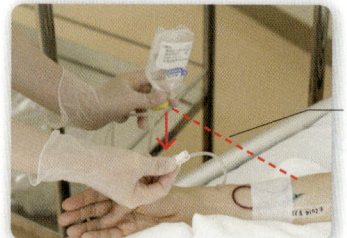

穿刺部位より低く

3 滴下速度の調整，確認

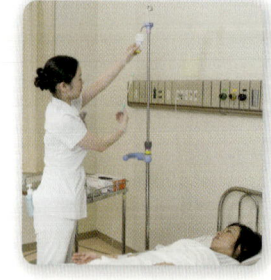

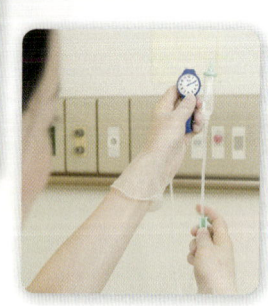

❶滴下速度を調節する
❷注射処方箋控，点滴ボトル，バイアル（アンプル）を照合し，患者氏名，薬剤名，注射量，注射方法を確認し，PDAで実施入力する
❸注射処方箋控の（　）内に実施印を押す
❹患者に声をかけてから退室し，必要な記録を行う

必修 滴下速度の調整

▶点滴ボトルの高さ（高低差による圧）で調整する
　バッグの位置が高い⇒速い，低い⇒遅い
▶ローラークレンメの締め具合で調整する
　締め方が緩い⇒速い，締め方がきつい⇒遅い

必修 滴下速度の計算（詳細☞p98）

▶1時間の輸液量が指示されている場合の，1分間の滴下数計算式

$$1分間の滴下数(滴/分) = \frac{1時間の輸液量(mL) \times 輸液セットの1mLあたりの滴下数(滴/mL)}{60分}$$

▶簡易式：上の式に，輸液セットの1mLあたりの滴下数を代入したもの
　▷成人用（1mL ≒ 20滴）　　1分間の滴下数(滴/分) ＝ 1時間の輸液量×1/3
　▷小児用（1mL ≒ 60滴）　　1分間の滴下数(滴/分) ＝ 1時間の輸液量

▶慣れないうちは，表や計算機を持ち歩いたり，計算してからベッドサイドへ行くこと

4 観察

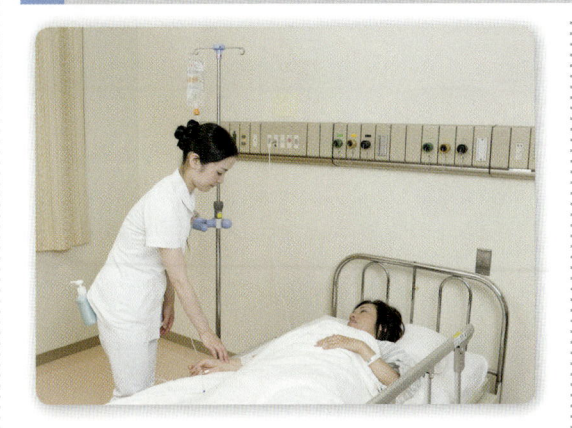

❶施行中はたびたび訪室し，全身状態をアセスメントする

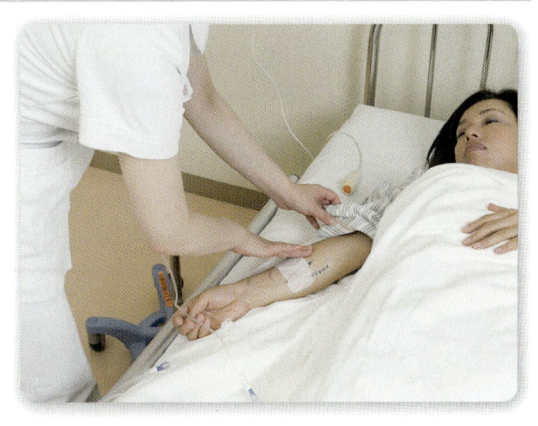

❷穿刺部位の腫脹，疼痛，発赤の有無を確認する

必修 点滴施行中の観察がいかに重要か

ベッドサイドを頻繁に訪問するのは看護師である．異常の早期発見は看護師の観察力にかかっている．

注意 点滴中は全身状態から刺入部位まで注意深く観察する

観察
- □呼吸困難感，全身冷感，胸部不快感
- □発疹，瘙痒感

これらの症状が現れた場合には，ただちにローラークレンメを閉じて点滴を一時中断し，全身状態を観察し，バイタルサインを測定する．医師に報告し，指示を受ける．

その他の点滴中に起こる異常 ☞ p123

ポイント

▶腫脹を確認したらローラークレンメ，ワンタッチクレンメの順に閉じて針を抜去し，別の部位に再穿刺する（漏出した薬液を吸引する場合もある）
▶腫脹や熱感があった部位にはクーリング（アクリノール湿布など）を行う
▶漏出による影響が大きい薬剤（たとえば抗悪性腫瘍薬など）が漏出していた場合は，ただちに医師へ診察を依頼する

注意 クレンメを閉じずに抜去しない

根拠 外套針の先端から薬液が流れ出て周囲を汚染する

資料 ローラークレンメの開閉

▶開く

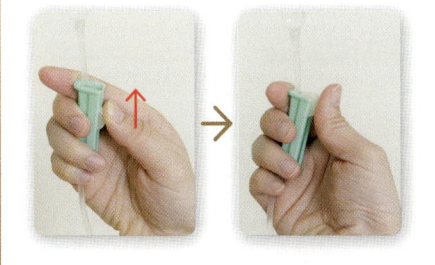

▶閉じる

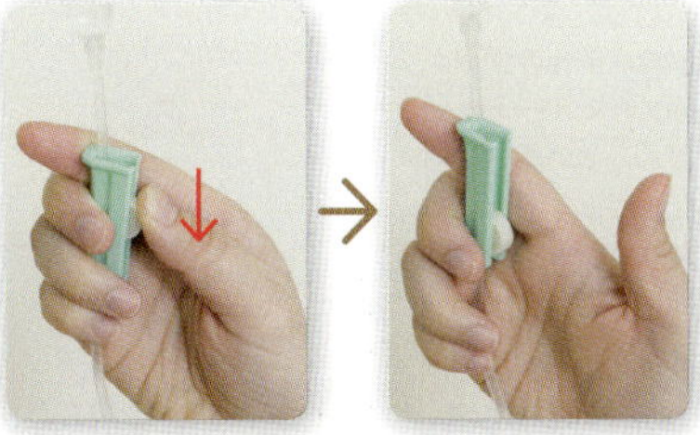

▶クレンメの構造図

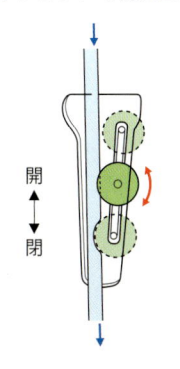

開 ⇅ 閉

点滴ボトル（バッグ）の接続

4 観察（つづき）

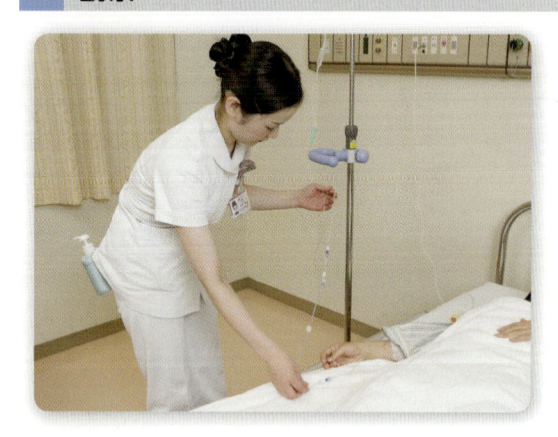

❸接続部位のゆるみや外れの有無を確認する

ポイント
▶ゆるみ，外れがあったらクレンメを閉じて速やかに直し，必ずクレンメを開いて点滴を再開する
▶点滴が滴下しなくなったら，点滴ボトルを穿刺部より下げてみて，逆血を確認する．血液の逆流がみられなければルートが閉塞しているか，針先が静脈からずれている可能性を考え，刺し替える

> **注意** ゆるみを直した後，クレンメの再開通を忘れない

> **注意** 留置針は 96 時間以内に交換
> **根拠** 静脈炎予防
> 薬液を持続投与する期間が長くなるほど静脈炎の発生率は高くなる．静脈留置針の場合，毎日の観察とともに，96 時間以内に刺し替えることが原則である．

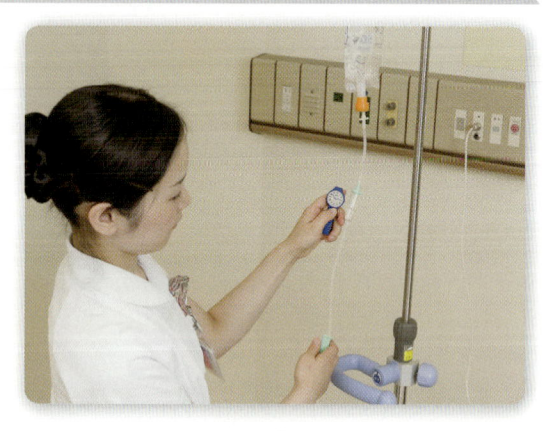

❹点滴の滴下速度・投与量が指示通りか確認する
❺異常がなければ，退室する

ポイント
▶指示通りの滴下速度でないことに気づいたら，指示通りの速度に戻し，これまでの点滴量を確認する
▶長時間，滴下速度が間違っていたために点滴投与量が指示通りでなかった場合や，薬剤によってはバイタルサインを測定し，医師に報告する
▶滴下量が少なかったからといって，指示された速度より速めてはいけない

> **注意** 滴下数は毎回こまめに確認する
> ▶「○分おきに」というマニュアルはないが，こまめに確認する（抗悪性腫瘍薬の場合は 5 分おきくらいに観察する）
> ▶あらかじめ，「30 分後には残量○ mL」と計算をし，ボトル（バッグ）に記入しておくとよい

必修 正しい点滴ルートの管理

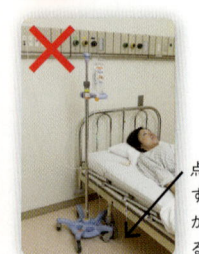

✗ 点滴ボトルの位置が高すぎてルートが伸びきっている．体動などによる抜去のリスクがある

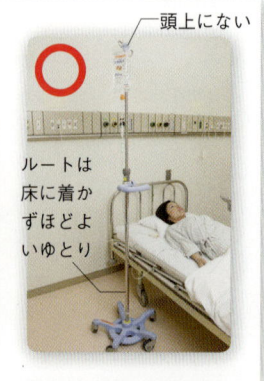

✗ 点滴ボトルの位置が低すぎて，延長チューブが床に着き，不潔となる

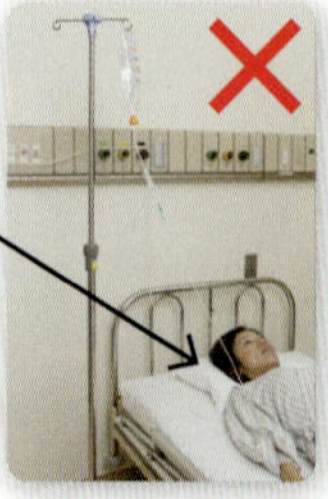

○ 頭上にない／ルートは床に着かずほどよいゆとり

点滴ボトル（バッグ）の交換 ▶5-7

1 訪室と患者への説明

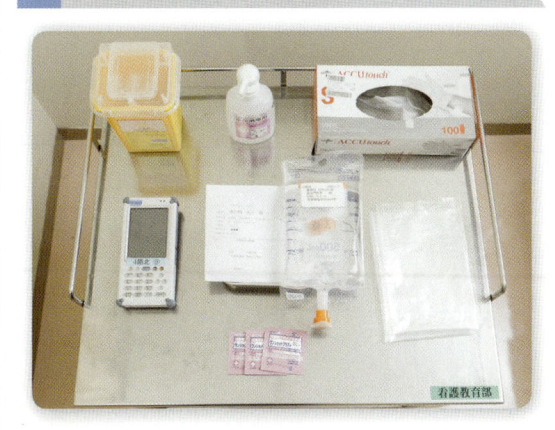

❶必要物品を持って訪室する
❷点滴ボトル（バッグ）を交換する旨を伝える

ポイント
▶手指衛生を行い，手袋を装着する

必要物品
①針専用廃棄容器
② PDA
③注射処方箋控
④薬剤準備済みの交換用点滴ボトル
⑤バイアルまたはアンプル（確認用）
⑥アルコール消毒綿
⑦手指消毒用アルコール
⑧手袋
⑨ゴミ袋

2 患者確認（ 詳細 p32〜34）

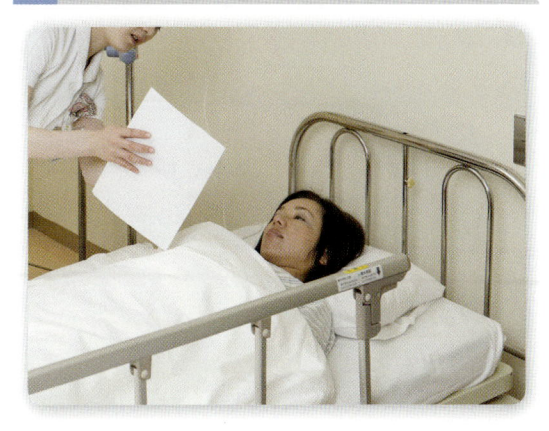

❶患者にフルネームで名乗ってもらい，注射処方箋控の氏名と照合する
❷患者とともに，注射処方箋控の患者氏名，薬剤名，規格，投与量，投与日，投与時間，投与方法とアンプル（またはバイアル）の薬剤名を確認する
❸静脈内への投与が可能な薬剤であることを確認する
❹必要時，バイタルサインを測定する（行う場合は手指衛生を行う）
❺プライバシーに配慮して環境を整える
❻ PDA でリストバンドでの患者認証と注射処方箋控のバーコード認証を行う
❼手指衛生を行い，手袋を装着する

> **注意** 同じ薬剤，同じ患者であっても点滴ボトル交換（薬剤投与）のたびに確認すること
> **根拠** 誤投薬防止，患者誤認防止

[必要物品]
①針専用廃棄容器
② PDA
③注射処方箋控
⑥アルコール消毒綿
⑦手指消毒用アルコール
⑧手袋
⑨ゴミ袋
④交換用点滴ボトル
⑤バイアル（またはアンプル）

点滴静脈内注射（点滴ボトルの交換）

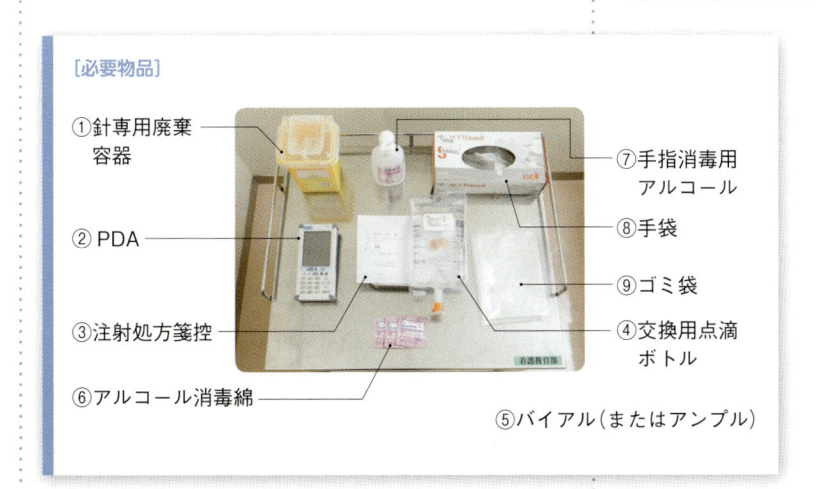

点滴ボトル（バッグ）の交換

3 輸液セットのクレンメを閉じる

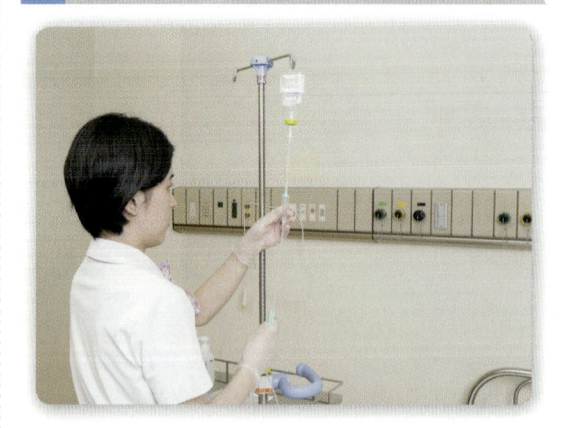

❶点滴ボトルの薬液がなくなる直前に，輸液セットのローラークレンメを閉じる
- 根拠 ルート内に空気が入らないようにするため
- 根拠 刺し替えた後の点滴ボトルの薬液が急速投与されないようにするため

4 消毒

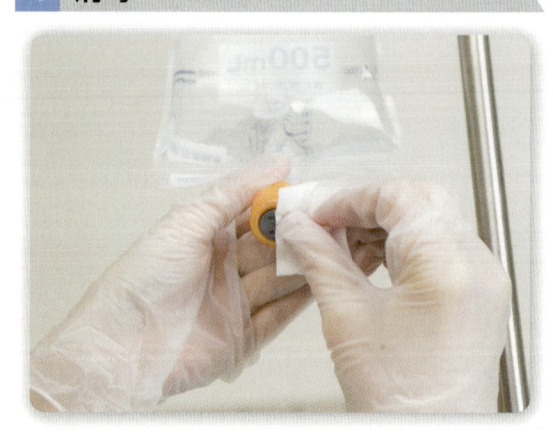

❶点滴ボトルのゴム栓を消毒する
- 根拠 感染防止

コツ 点滴ボトル（バッグ）交換の適切なタイミング

▶薬液の残りが点滴ボトルの首あるいは点滴筒まできたら交換の目安．ルートに空気が入るとエア抜きを行ったり，場合によってはルートの交換が必要になるため，手間もコストも増える

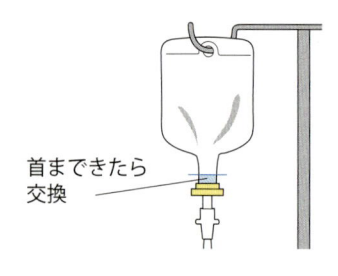

首まできたら交換

資料 薬液のなくなった点滴ボトルを放置したらどうなるか

▷薬液が点滴ボトルからなくなると，ルート内に空気が下りてくるため，エア抜きが必要となる．ただし，静脈圧（12 mmHg）があるため血管内に空気が入ることはない．

▷放置を続けるとチューブ内に血がにじんでくるため，患者に不要な不安を与える．

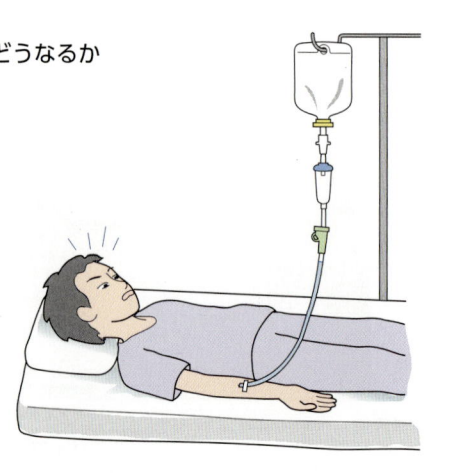

▷さらに放置するとチューブ内が閉塞するリスクが出てくる．

5 針の刺し替え　5-8

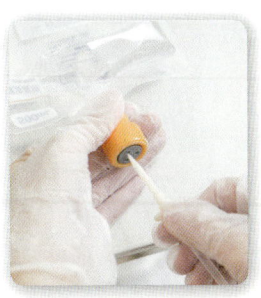

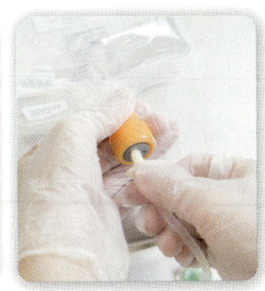

❶ゴム栓のアルコールが揮発したら，素早く針を刺し替える

ポイント
▶空になった点滴ボトルから新しい点滴ボトルに素早く交換する
▶ワゴンの上など，安定した場所に投与前後の点滴ボトルを置いて行う
▶ゴム栓に対し垂直に針を刺す
　根拠　コアリング防止（☞p21）と，力を入れやすいため

> ⚠注意　ボトルから抜いた針は他の場所に触れたりしないよう取り扱いに注意する
> 根拠　感染防止

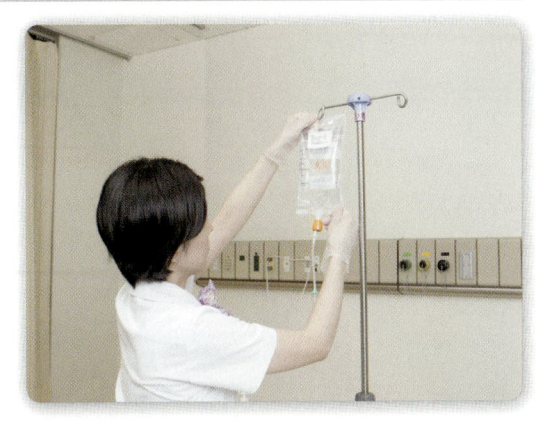

❷新しい点滴ボトルをスタンドにかけ，滴下速度を調節する

ポイント
▶滴下速度の調整 ☞ p98

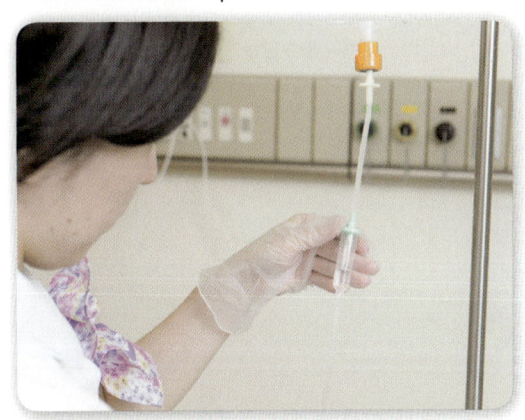

点滴筒の薬液の滴下を確認する

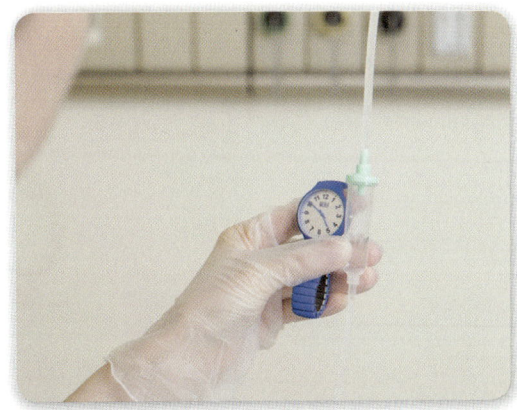

指示された速度に調整する

点滴静脈内注射（点滴ボトルの交換）

点滴ボトル(バッグ)の交換

6 観察

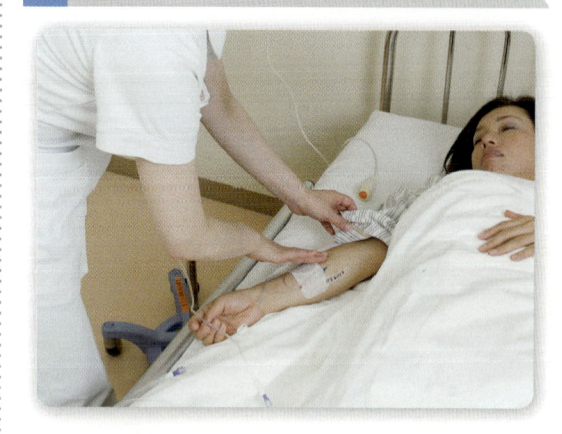

❶全身の観察を行う

点滴施行中のチェックポイント
- □ 患者の全身状態に異変はないか
- □ 刺入部の腫脹，疼痛，発赤はないか
- □ ルート接続部にゆるみや外れはないか
- □ 滴下速度・量は指示通りか
- □ 点滴スタンドは適切な位置にあるか
- □ 点滴ボトル(バッグ)は適切な高さにあるか
  (☞ p85～86)

7 薬剤の再確認と後片づけ

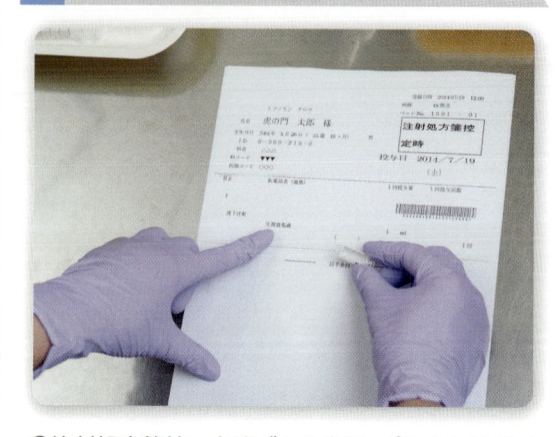

❶注射処方箋控，点滴ボトル(アンプルまたはバイアル)を照合し，患者氏名，薬剤名，注射量，注射方法を確認し，PDAで実施入力する
❷注射処方箋控の(　)内に実施印を押す
❸患者に声をかけて退室し，必要な記録を行う
❹交換した点滴ボトルは所定の場所に廃棄する

> **注意　交換後も確認を怠らない**
> **根拠**　薬剤を取り違えていないか，患者誤認はいないかの確認

点滴の記録

　定時の点滴はPDAで実施入力する．点滴ボトルの交換や開始時間も，実施入力によって自動的に記録される．
　その後の看護の展開が必要なもの，看護上問題と思われる場合，変化がある場合は記事を入力する(たとえば，症状の訴えに合わせて点滴の指示が出た場合などは，その症状が改善したかどうかなど，評価を記入する必要がある)．

側管注 ▶ 5-9

1 必要物品の準備

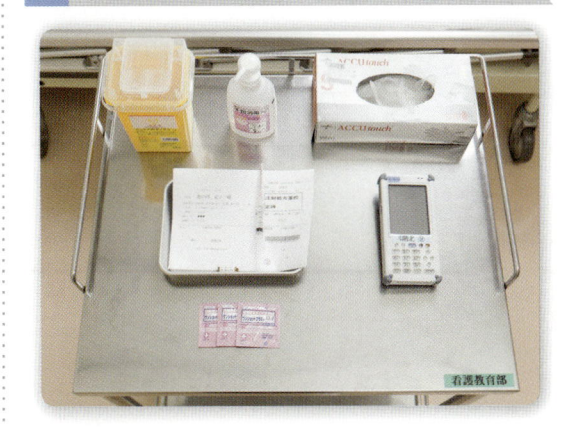

❶必要物品をそろえ，訪室する

必要物品
①針専用廃棄容器
②注射処方箋控
③薬液準備済みのシリンジ
④アンプルまたはバイアル（確認用）
⑤トレイ
⑥アルコール消毒綿
⑦手指消毒用アルコール
⑧手袋
⑨PDA
⑩ゴミ袋
※薬剤の準備は投与直前に実施するのが原則（☞p6～，p17）

> **注意** 側管注は静脈内注射（ワンショット）であり，薬剤の全身への影響が速いので，とくに注意して行う

[必要物品]
⑦手指消毒用アルコール ⑧手袋
①針専用廃棄容器
②注射処方箋控
③薬液準備済みのシリンジ
⑤トレイ
④アンプル（バイアル）
⑥アルコール消毒綿　⑨PDA

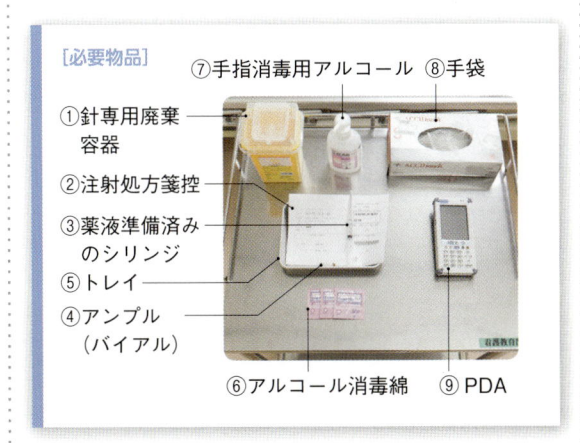

2 患者・薬剤の確認（詳細p32～34）

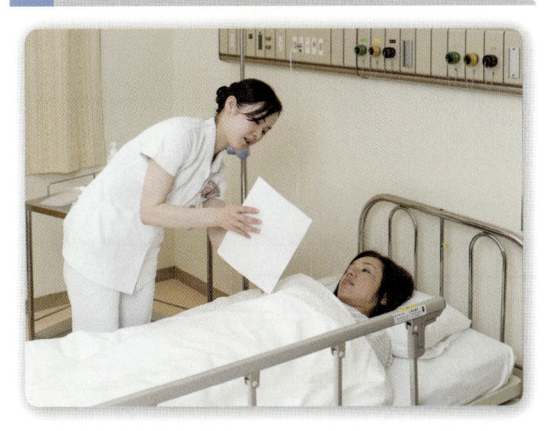

❶患者にフルネームで名乗ってもらい，注射処方箋控の氏名と照合する
　根拠 患者誤認防止
❷患者とともに，注射処方箋控の患者氏名，薬剤名，規格，投与量，投与日，投与時間，投与方法とアンプル（またはバイアル）の薬剤名を確認する
❸静脈内へのワンショットが可能な薬剤であることを確認する
❹必要時，バイタルサインを測定する（行う場合は手指衛生を行う）
❺プライバシーに配慮して環境を整える
❻PDAでリストバンドでの患者認証と注射処方箋控のバーコード認証を行う
❼手指衛生を行い，手袋を装着する

> **禁忌** メインの点滴が循環動態に影響を与える薬剤である場合，側管注は禁忌
>
> メインの点滴が循環動態に影響を与える薬剤や微量輸液（昇圧薬やインスリンなど）である場合，側管注は禁忌である．
> **根拠** 少量とはいえ，メインの輸液を押し込む（ワンショットする）ことになるため

> **コツ** 循環動態に影響を与える薬剤の場合，バイタルサインを測定する
>
> 側管注による全身への影響は，静脈内注射（ワンショット）と同様に大きい．循環動態に影響を与える薬剤の場合（例：抗コリン薬，利尿薬など）は投与前にバイタルサインを測定しておく．

点滴静脈内注射（側管注）

側管注

2 患者・薬剤の確認（つづき）

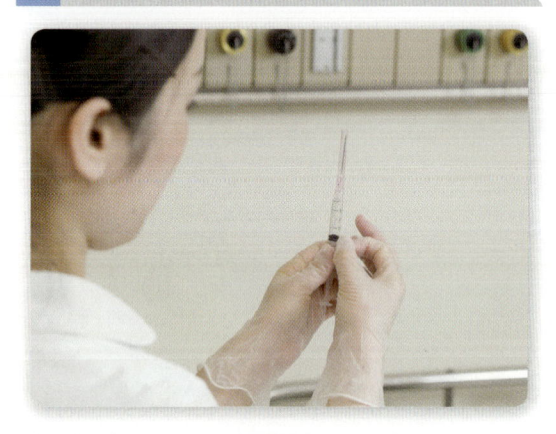

❽空気が混入している場合はシリンジを指ではじいて上部に集め，内筒を押して空気を抜く
❾準備した薬剤が静注可能であるかどうか，配合禁忌はないか再度確認する

> **注意** 準備した薬剤が静注可能かどうかの再確認をする
>
> **根拠** 誤投与による事故防止
> ①準備した薬剤が，静脈内注射（ワンショット）してよいものなのかの確認をする．
> ②点滴中の薬剤との配合禁忌がないかどうかの確認をする．

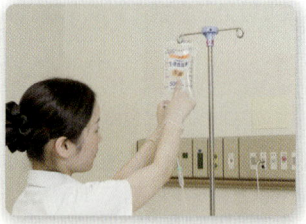

何を点滴中なのか，配合禁忌はないか

3 注入する側管の選択

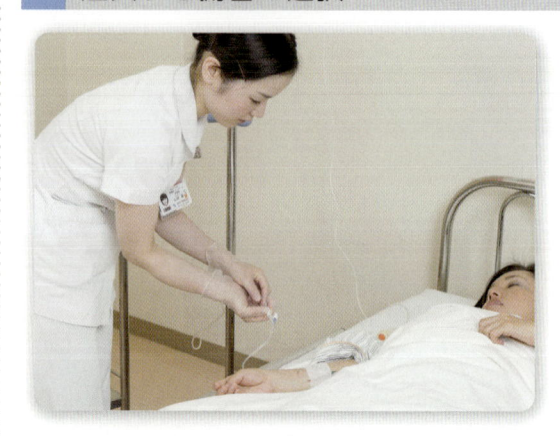

❶薬液を入れる注入口を選択し，そこからもっとも近いボトル側のクレンメを閉じる（メインの点滴を中断する）

ポイント
▶原則として，患者側にもっとも近い注入口を選択する

> **必修** 側管注の原則
>
> ▶**側管注とは**
> メインの点滴ルートがあって，その延長チューブの混注口（側管）から薬液を注入することを「側管注」という．メインの点滴を外さずに行える．側管注を行う際は，クレンメを閉じ，メインの点滴は中断する．
>
> ▶**患者からもっとも近い注入口を選択**
> 薬液を入れる側管が患者から遠くなるほど，薬液が体内に入るまでに時間がかかる（ワンショットの薬剤の目的を果たさない）．そのため，もっとも患者に近い注入口を選択する．
>
> ▶**選択した注入口からもっとも近いボトル側の（ワンタッチ）クレンメを閉じる**
> メインの点滴を中断する目的とともに，側管から注入した薬液が点滴ボトル側に流れることを防ぐためにクレンメは閉じる．そのため，注入する側管からもっとも近いクレンメを閉じる．薬液注入後はクレンメを必ず開き，メインの点滴を再開するのを忘れないこと．

❷注入口を消毒する

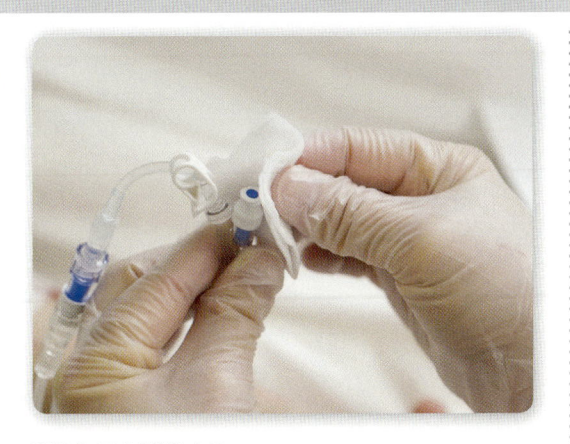

ポイント
▶消毒綿で注入口を消毒し，乾燥するまで待つ
- 根拠 感染防止
- 根拠 アルコールは揮発時に消毒効果を発揮するため

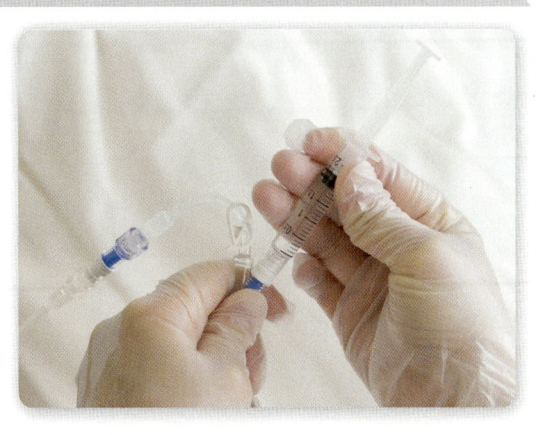

❸シリンジ（薬液準備済み）から針を外す
❹注入口にシリンジを接続する

ポイント
▶外した針は，速やかに針専用廃棄容器に廃棄する
▶シリンジをまっすぐに注入口に押し込み，回してロックする

4 薬液の注入 ▶5-10

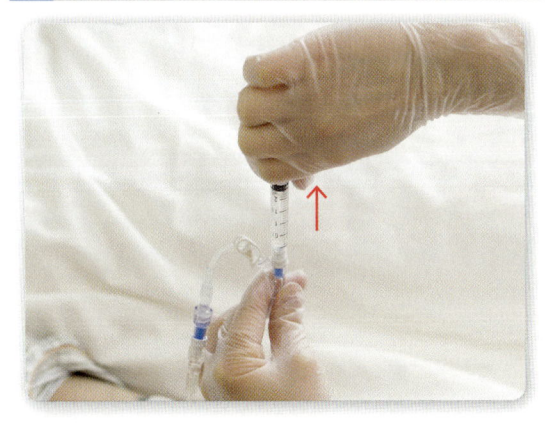

❶薬液を注入する前にシリンジの内筒を引き，注入口接続部の空気を抜く
❷シリンジを指ではじき，抜けてきた空気を上部に集める
- 根拠 空気塞栓の予防

ポイント
▶現在，感染対策として使われる閉鎖式の延長チューブ（シュアプラグ®など）は，外からの空気が入りにくいというメリットもある

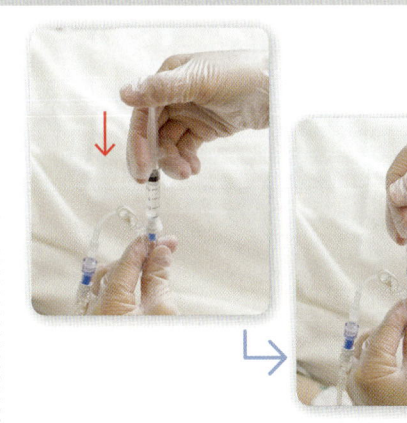

❸ゆっくり薬液を注入する
- 根拠 静脈内注射は作用発現が速いため

ポイント
▶吸引したシリンジ内の空気を注入しないためにも，シリンジの位置を変えずに（垂直に保ったまま）薬液を注入する

> **注意** アナフィラキシー反応に注意する

点滴静脈内注射（側管注）

側管注

4 薬液の注入（つづき）

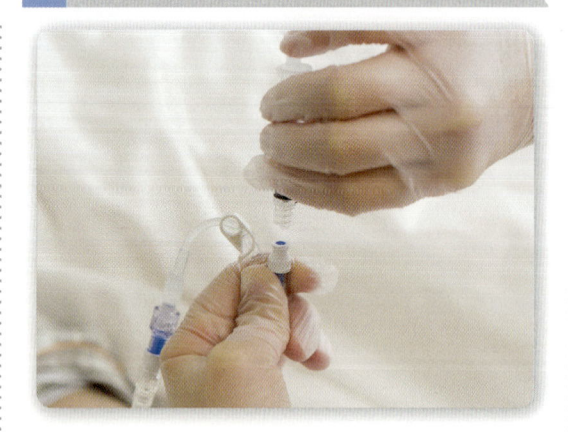

❹注入口からシリンジを外す

> **注意** 忘れずにクレンメを開き，メインの点滴を再開する
>
> 側管注の実施後は，必ずメインの点滴を再開し，滴下速度の確認・調整をする．

5 メインの点滴の再開

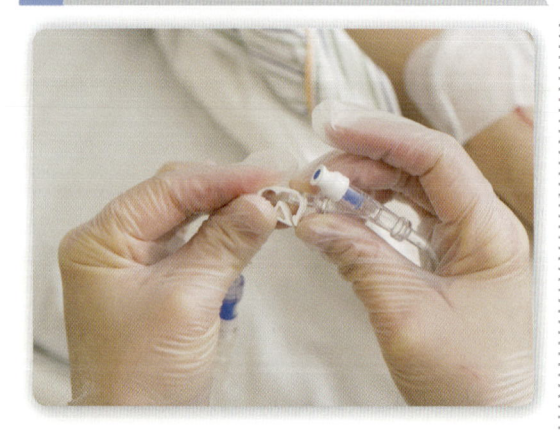

❶ワンタッチクレンメを開き，メインの輸液を再開する
❷滴下速度の調整と確認を行う
❸刺入部，全身状態，点滴ルートの観察を行う（点滴施行中のチェックポイント☞ p90）
❹手袋を外し，手指衛生を行う

ポイント
▶注入前に閉じたクレンメを開く

5 メインの点滴の再開（つづき）

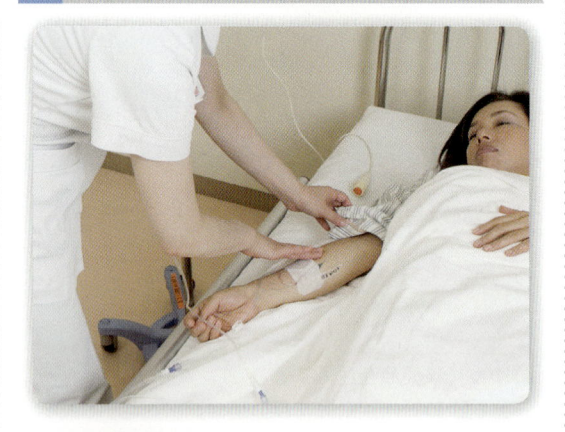

❺全身の観察を行う

> **注意** 注射後も異常やショック症状がないか5分程度観察をする
>
> 詳細☞ p68

6 薬剤の再確認と後片づけ

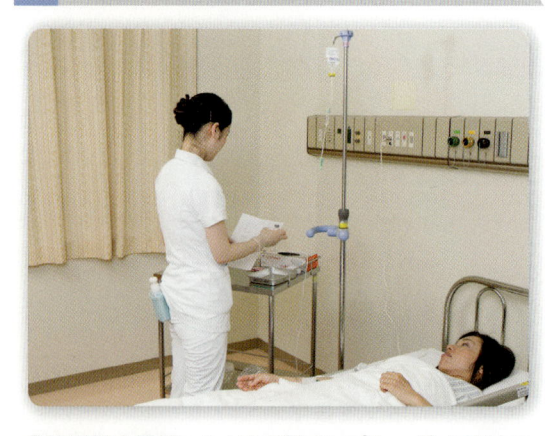

❶注射処方箋控，シリンジ（アンプル，バイアル）を照合し，患者氏名，薬剤名，注射量，注射方法を確認し，PDAで実施入力する
❷注射処方箋控の（　）内に実施印を押す
❸患者に声をかけて退室し，必要な記録を行う
❹使用後の物品は所定の場所に廃棄する

抜去 ▶ 5-11

1 患者への説明，準備

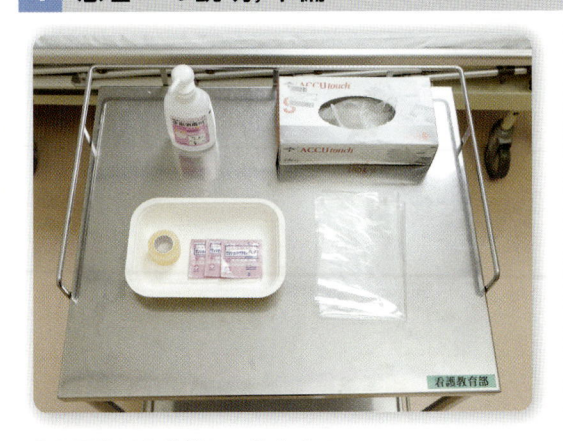

❶必要物品を準備し，訪室する
❷手指衛生を行い，手袋を装着する
❸患者に，留置針を抜去する旨を伝える

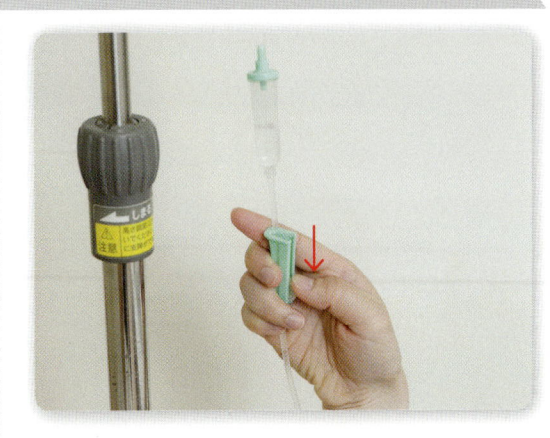

❹輸液セットのクレンメを閉じる

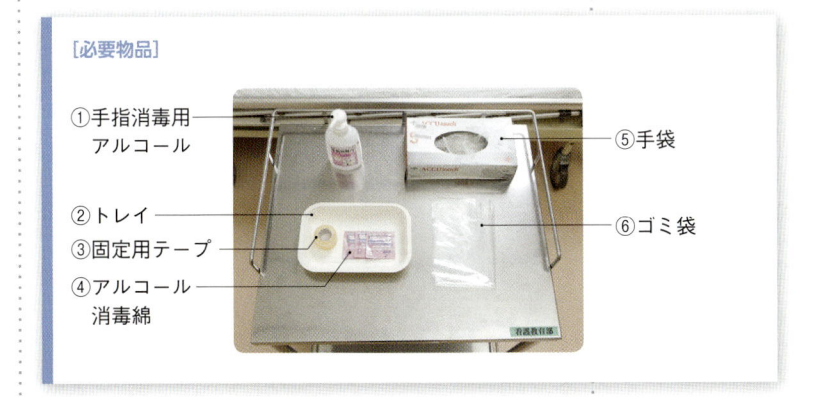

ポイント
▶留置針交換のための抜去なのか，点滴終了の抜去なのかを伝える

必要物品
①手指消毒用アルコール
②トレイ
③固定用テープ
④アルコール消毒綿
⑤手袋
⑥ゴミ袋

[必要物品]
①手指消毒用アルコール
②トレイ
③固定用テープ
④アルコール消毒綿
⑤手袋
⑥ゴミ袋

点滴静脈内注射（抜去）

抜去

2 固定テープ・滅菌透明ドレッシング材をはがす 5-12

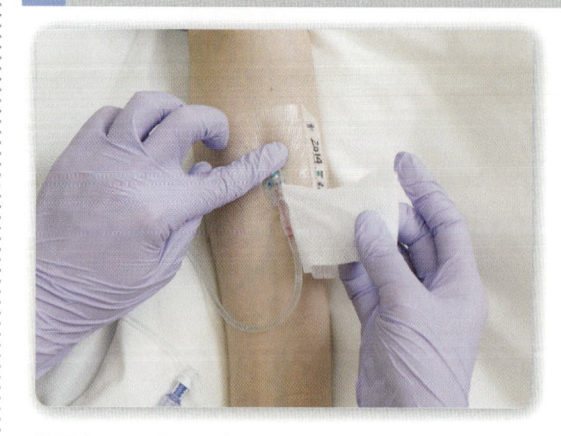

❶固定テープをはがす

ポイント
▶ 針基が動かないように注意しながら押さえ,テープを静かにはがす

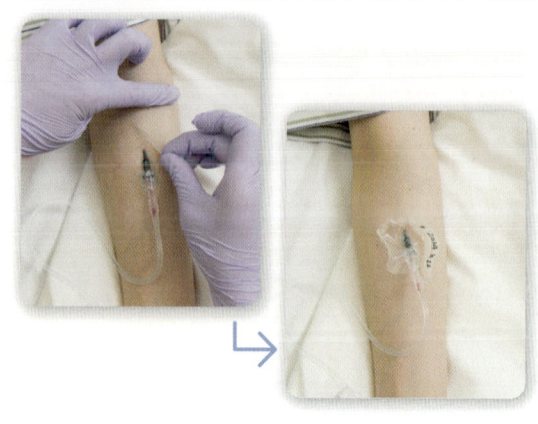

コツ 体毛に沿ってはがす
体毛のある部分であれば,体毛の流れと同じ方向にはがしていくと痛みを軽減できる.

コツ 固定テープのはがし方
① はがし始めはルートや皮膚を押さえ,外側からテープをめくっていく 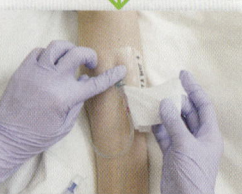
② 針基の上をはがす直前くらいからは針基を押さえ,動かないようにめくる 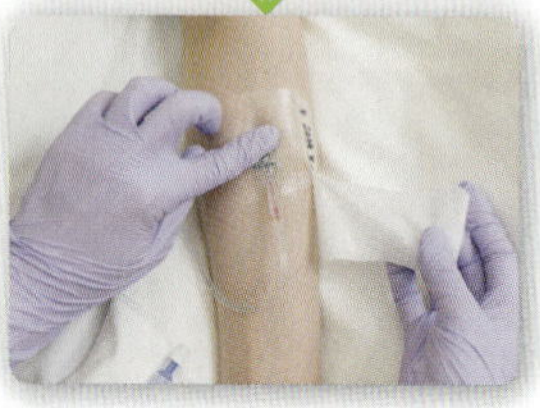
③ 最後まで針基を動かさないように神経を払う

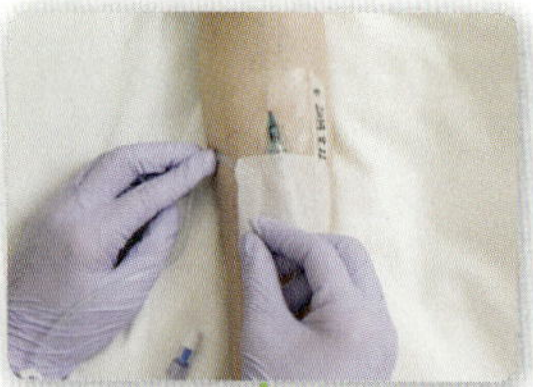

❷滅菌透明ドレッシング材をはがす

ポイント
▶ 片手で皮膚を押さえながら,滅菌透明ドレッシング材をゆっくりはがす
▶ 周囲からめくり,最後に針部分をはがすとよい

コツ 滅菌透明ドレッシング材のはがし方
① はがし始めは皮膚を押さえ,外側からめくっていく 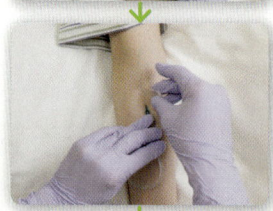
② 針基の周囲をはがすときには,針基を指で押さえる 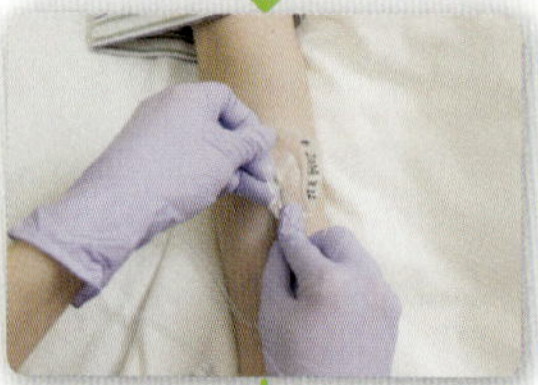
③ 針基部分を残してすべてをはがす 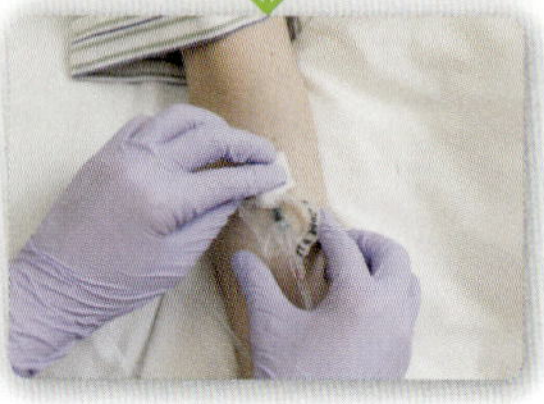
④ 絞った消毒綿を手元に用意し,抜去に備えて刺入部に当てる

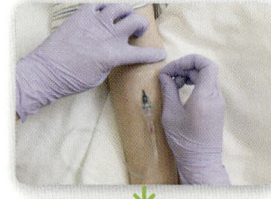

3 針の抜去

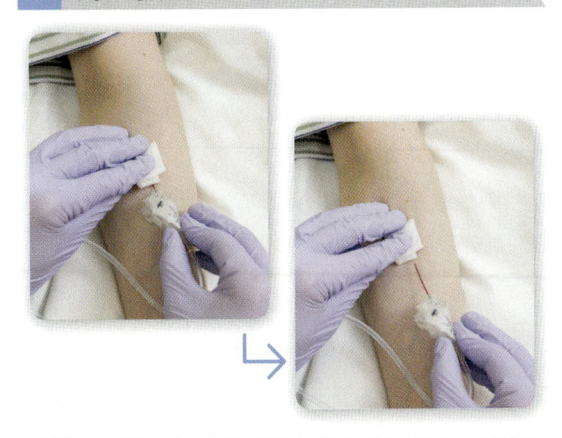

❶絞った消毒綿で刺入部位を押さえながら，水平に近い角度で素早く抜く

ポイント
▶針の部分に残ったドレッシング材とテープを針と一緒に持って引き抜く

4 止血

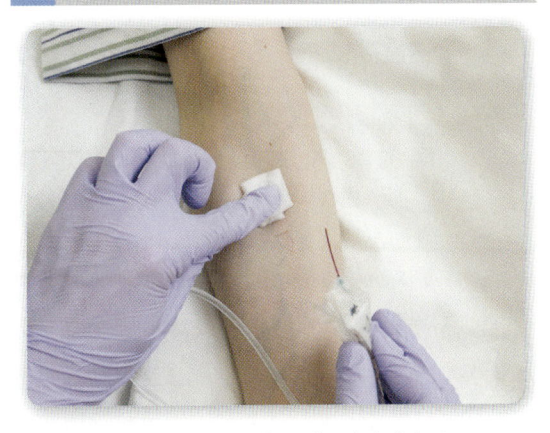

❶消毒綿を当て，3〜5分ほど圧迫止血をする
- 根拠 血腫予防
- 根拠 凝固系の機能に問題がなければ，3〜5分で止血できる

4 止血（つづき）

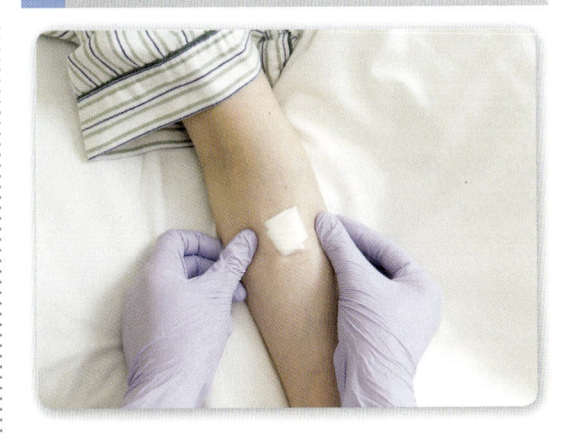

❷テープでとめる

ポイント
▶出血性素因のある患者の場合には，確実に止血したことを確認するまで患者のそばを離れない

5 後片づけ

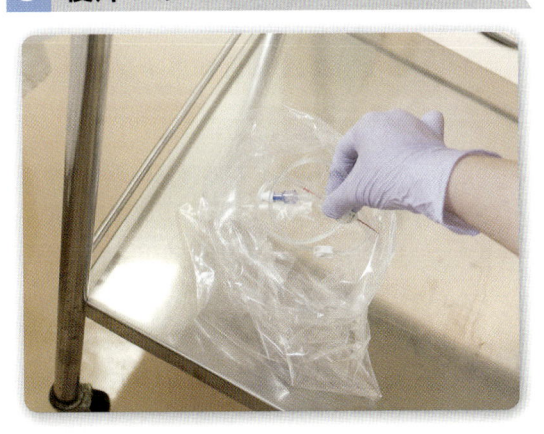

❶抜去した針を延長チューブごとゴミ袋などに廃棄する
❷手袋を外し，手指衛生を行ってから患者に声をかけ，退室する
❸使用した物品は定位置に戻す
❹点滴ボトル，輸液セット，針，消毒物品などは規定どおりに分別し，所定の場所に捨てる
❺患者の血液で汚染した物品は「廃棄物分別マニュアル」に従い処理する（☞ p128）
❻必要時，記録する

点滴静脈内注射（抜去）

滴下速度の調整

速度計算——どのように計算するのか

20秒で○滴　1分あたりの輸液量（滴下数）　1時間あたりの輸液量（mL）

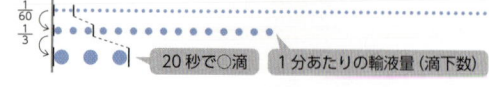

指示された点滴の量と時間から，1時間あたりの輸液量（mL）を計算する．それをもとに1分あたりは何mLなのか(1)，それは何滴なのか(2)．そして，何秒ごとに1滴か(3)（どのルートで何滴落とせばよいのか）を計算する．

▶ 1時間の輸液量が指示されている場合の，1分間の滴下数計算式

$$\text{(2) 1分間の滴下数（滴/分）} = \frac{\text{1時間の輸液量（mL）}^{(1)} \times \text{輸液セットの1mLあたりの滴下数（滴/mL）}}{60\text{分}}$$

➡ (3) 60（秒）÷ 1分あたり滴下数＝何秒ごとに1滴か

現在は，点滴ルートの滴下数が1mLあたり20滴のものと60滴のものが主流で使われているため，暗記する場合は簡易式を覚えてあてはめるとよい．

▶ 簡易式：上の式に，輸液セットの1mLあたりの滴下数を代入したもの

成人用（1mL ≒ 20滴） 1分間の滴下数（滴/分）＝1時間の輸液量× 1/3	小児用（1mL ≒ 60滴） 1分間の滴下数（滴/分）＝1時間の輸液量

例題
以下の場合，何秒に1滴と設定し，どの点滴ルートを使いますか？
1　100mL/時という指示
2　1,000 mLの輸液に対して「5時間で投与」という指示　　➡解答 p 127

滴下速度調整の必修ポイント

① 滴下数の計算ができる．
② それに合わせた輸液セットが選べる（1mL ≒ 20滴か 1mL ≒ 60滴）．
③ 体位が変わることで滴下速度も変わるため，患者にもその旨を説明する．点滴中に患者のとる行動や体位に合せて調整する（就寝前なのか，歩行での移動や検査を控えているのかなど）．
④ 指示された速度をもとに，30分後には○mLに薬液が減っているはず，60分後には○mLに減っているはず，とあらかじめ計算しておく（ボトルに記入しておくのもよい）．観察時にはそのとおり滴下されているかを確認する．

採血

採血という技術は，採血部位に
針をうまく刺せればよいというものではありません．

針を刺す前に行う準備や確認，患者さんへの声かけ，
採血中の患者さんの様子の観察，採血後の声かけや後始末など，
すべてを統合して，採血という一連の看護技術が成立します．
さらに，そのベースとなる血管や神経の走行，
検査項目などについての基本的な知識が必要です．

初めから一連の技術をとおして習得するのは難しいので，
まずはパーツに分け，1つひとつの動作・作業の根拠や意味，
知識をしっかり確認しながら小分けに習得していきましょう．
難しい箇所は取り出して反復練習することが効果的です．

安全・安楽に患者さんに採血できるように
看護師同士で血管を探し合ったり，モデル人形の腕などを用いたりして
何度も練習を重ねましょう．

最後に，一連の流れを先輩に見てもらって評価を受け，
技術と自信を確かなものにしましょう．

採血の適応と基本的知識

ホルダー採血とシリンジ採血の選択の基準

- ホルダー採血は，ホルダーについている針を患者に穿刺した状態で，真空採血管を直接ホルダーに差し込んで採血するものである．採血管の中は真空になっているので，ホルダーに差し込むと同時に血液を自然に吸い上げる．
- シリンジ採血は，シリンジ内に血液を採取し，採血管に分けて注ぐものである．
- 基本的には，成人にはホルダー(真空)採血，小児にはシリンジ採血を選択する．
- 成人の場合でも，血管が細く採血が困難な場合や，精密な採血量が必要な場合にはシリンジ採血にする(細い血管でホルダー採血を行うと，血管壁と針穴が密着してしまい採血不能になることがある)．
- 感染のリスク，針刺し事故予防の観点から基本的にはホルダー採血を選択するが，それぞれに長所と短所があるので，検査項目，採血量，静脈の走行など状況に応じて選択する．

▶表4 採血器具の長所・短所

写真	長所	短所
ホルダー採血	▷分注の必要がないため，血液に触れるリスクが少ない ▷採血量に応じてそれぞれの採血管の陰圧が調整されているため，必要な量を採取できる	▷脱水傾向にある患者や，血管弾性が弱い患者，血管が細い患者では，血管壁に針穴が密着してしまい採血不能になることがある
シリンジ採血	▷細い血管などでも，吸引する力を調節しながら採血ができる	▷採血に時間がかかると，シリンジ内の血液が凝固する場合がある ▷片手でシリンジを固定しながらもう一方の手で吸引する操作が難しい ▷分注時など，血液に触れるリスクが高い
直針	▷針のコストが安価で経済的である	▷翼状針と比べ，針先の固定が難しい
翼状針	▷血管が細い場合など，針先の固定が困難な場合に扱いやすい	▷ホルダーで採血する場合，チューブ部分が死腔となり，必要な採血量に満たない場合がある ▷直針と比べコストがかかる

採血管の使用順序の原則

▶複数の採血管に採血する場合は，以下の順序が推奨されている．

▶**表5 推奨される採血順序**

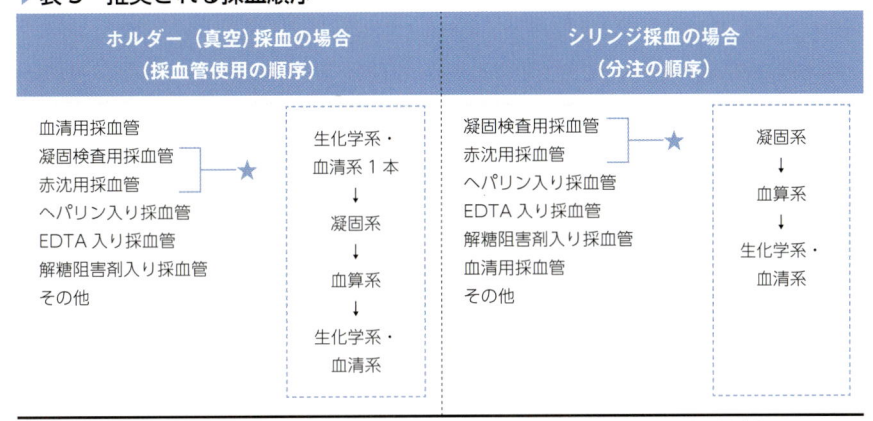

ホルダー（真空）採血の場合 （採血管使用の順序）	シリンジ採血の場合 （分注の順序）
血清用採血管 凝固検査用採血管 ┐★ 赤沈用採血管 ┘ ヘパリン入り採血管 EDTA入り採血管 解糖阻害剤入り採血管 その他　　　　　生化学系・血清系1本 　　　　　　　　↓ 　　　　　　　　凝固系 　　　　　　　　↓ 　　　　　　　　血算系 　　　　　　　　↓ 　　　　　　　　生化学系・血清系	凝固検査用採血管 ┐★ 赤沈用採血管 ┘ ヘパリン入り採血管 EDTA入り採血管 解糖阻害剤入り採血管 血清用採血管 その他　　　　凝固系 　　　　　　　↓ 　　　　　　　血算系 　　　　　　　↓ 　　　　　　　生化学系・血清系

★とくに正確な量が求められるもの

▶上記順序を守って採取するのは，以下の原則によるものである

①凝固系の検査（＝抗凝固剤入り採血管）は量の正確性が求められる

ホルダー（真空）採血の場合，採血のし始めには穿刺針の内腔（デッドスペース）の空気が採血管に入り，正確な量が採取できない．そのため，1番目は量に影響のないプレーン管（生化学系・血清系）を採取し，2番目以降，針部分にも血液が満たされた状態となってから凝固検査用を採取する．

②凝固系の検査は，採取から時間が経つことで検査値に影響を与える

血液は自然と凝固するものであるため，血液の凝固能を検査するための血液は，採取から時間をおかずに採血管内に入れる必要がある．そのため，いずれの採血方法でもできるだけ早めに採血管に入れる．

③採血管に添加された薬剤が他の検査結果に影響するのを防ぐ

生化学系・血清系の採血管には検査結果を早く出せるよう，凝固促進剤が添加されている．分注時，それらに針先が触れないように注意するが，万が一付着した場合にも他の検査結果への影響が少ないように，凝固系・血算系の採血管に血液を入れる直前には，生化学系・血清系（凝固促進剤入り）の容器に針を入れない．

④その他

抗凝固剤の入っている採血管1本のみに採血する際には，ホルダー採血では針の内腔分（デッドスペース）で必要量に満たないため，シリンジ採血を選択する．

▶表6 入院時の一般的な検査項目と基準値

検査	種類	内容	基準値	単位
血液	血算	赤血球 RBC	男 4.00～5.66　女 3.70～5.07	$10^6/\mu L$
		白血球 WBC	男 3.4～9.2　女 3.2～7.9	$10^3/\mu L$
		ヘモグロビン Hb	男 13.0～17.0　女 11.3～15.0	g/dL
		ヘマトクリット Ht	男 38.2～50.8　女 34.0～46.3	%
		血小板 Plt	男 141～327　女 155～350	$10^3/\mu L$
		出血時間 Duke 法	1～5	分
		APTT	27～40	秒
		PT	75 以上	%
		赤血球沈降速度／時間	男 10 以下　女 15 以下	mm/時
生化学	蛋白・窒素成分	TP	6.9～8.4	g/dL
		アルブミン	3.9～5.2	g/dL
		A/G 比	1.1～2.1	
		BUN	8～21	mg/dL
		クレアチニン	男 0.6～1.1　女 0.4～0.8	mg/dL
	電解質	Na	139～146	mmol/L
		K	3.7～4.8	mmol/L
		Cl	101～109	mmol/L
		Ca	8.7～10.1	mg/dL
		P	2.8～4.6	mg/dL
	肝酵素	AST(GOT)	13～33	IU/L
		ALT(GPT)	男 8～42　女 6～27	IU/L
		LD(LDH)	119～229	IU/L
	炎症反応	CRP	0～0.3	mg/dL

(虎の門病院：検査基準値, 2015)

ホルダー／シリンジによる採血ができる

目標

- ☑ 静脈の解剖生理を理解できる
- ☑ 静脈採血の種類と内容を理解できる
- ☑ 静脈採血を正確に実施できる
- ☑ 患者の苦痛を最小限に実施できる

ホルダー採血 6-1

1 必要物品の準備

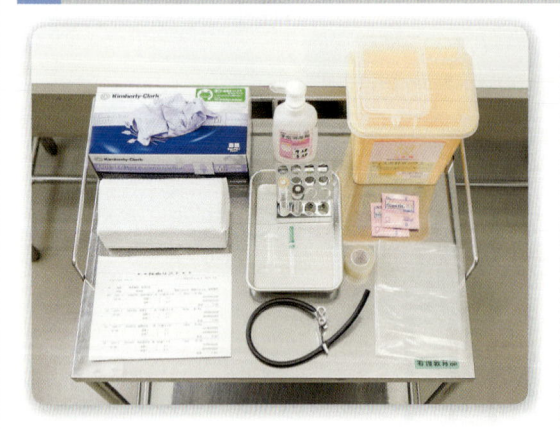

❶手指衛生を行い，必要物品を用意する

必要物品
①手袋
②手指消毒用アルコール
③肘枕
④採血リスト（指示票）
⑤針専用廃棄容器
⑥採血管，採血管立て
⑦ホルダー
⑧採血針（または翼状針，いずれも21〜23G）
⑨アルコール消毒綿
⑩絆創膏
⑪駆血帯
⑫ゴミ袋

[必要物品]
①手袋 ②手指消毒用アルコール ⑤針専用廃棄容器 ⑥採血管，採血管立て
③肘枕 ⑦ホルダー ⑩絆創膏 ⑫ゴミ袋
④採血リスト（指示票） ⑧採血針 ⑨アルコール消毒綿
⑪駆血帯

ラベルの各項目:
- 外来：科／Dr. コード
- 入院：部屋，ベッド番号
- 採取量
- 患者ID
- 採取番号
- 患者氏名
- 感染マーク
- 搬送条件
  - 緊急：迅速，ただちに提出
  - 氷冷：氷づけ
  - 保温：37℃の温浴
  - 禁開：開封厳禁
  - 表示なし：室温
- ★：緊急検体
- ■：至急検体
- ※：再ラベル
- 検体種
- 容器名称
- 検体提出先
- 採取時刻
  - 負荷検体：負荷時間
  - 日内変動：採取時刻

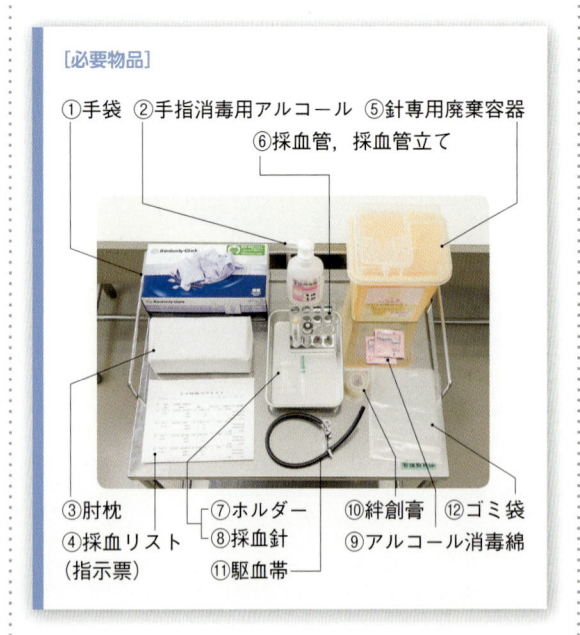

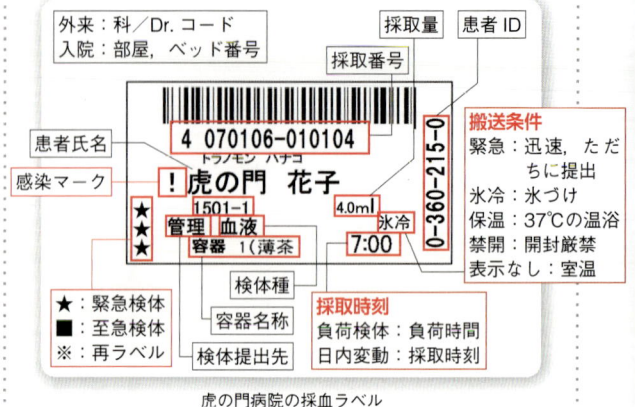

虎の門病院の採血ラベル

❷ラベルに記載されている内容を確認する

ポイント
▶搬送条件（室温，氷冷，保温，緊急，迅速）が守られないと，再採取となるので注意する

必修 採血ラベルの読み方
▶採血ラベルには採血に必要な情報が記載されているため，必ず内容を確認する

▶特に注意を要する項目は，**緊急検体かどうか，感染の有無，搬送条件，採取時刻**の4点である

▶感染マークがある場合，血液の取り扱いや針刺し事故にとくに注意する

コツ
採血ラベルは採血管の長軸に沿うようにまっすぐ，患者名の先頭が容器口にくるように貼る

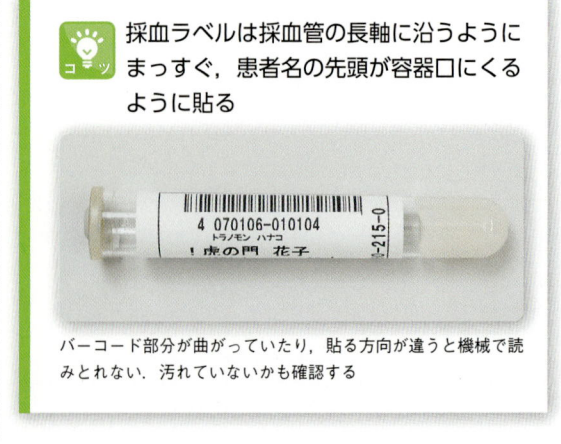

バーコード部分が曲がっていたり，貼る方向が違うと機械で読みとれない．汚れていないかも確認する

104

2 患者確認

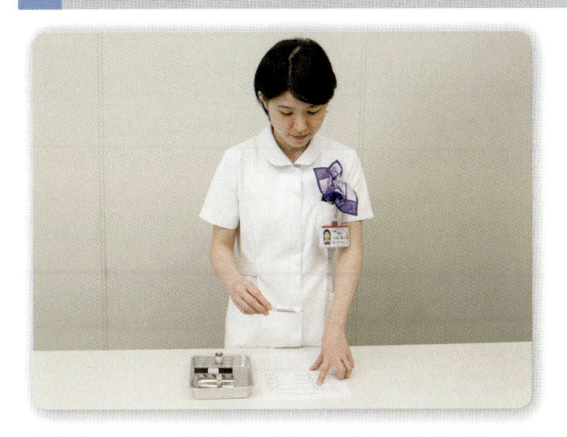

❶採血リストと採血管，採血ラベルの患者氏名，部屋番号，採血月日・時間，採血量が一致しているかを確認する

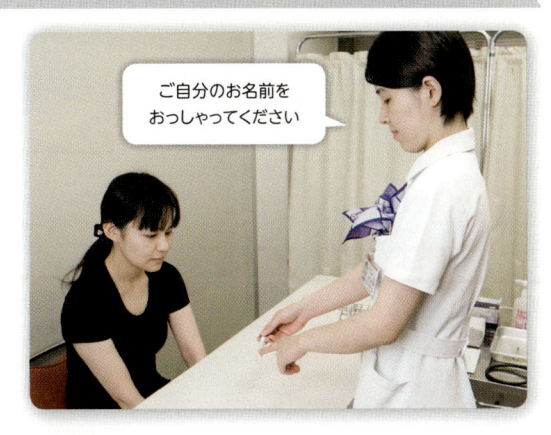

> ご自分のお名前をおっしゃってください

❷患者に声をかけ，フルネームで名乗ってもらう
❸患者とともに，すべての採血管に貼られたラベルの氏名が正しいかを確認する
❹採血条件（食事摂取や安静）が守られているかを確認する

⚠ 注意 感染マークを確認する

B型・C型肝炎，梅毒，ATL（成人T細胞白血病），クロイツフェルト・ヤコブ病など，感染症患者の場合は，採血リストと採血ラベルに感染マーク（！）が記入されていることを確認する．

⚠ 注意 溶血に注意

溶血を起こさないよう，特殊容器以外は乾燥した清潔なものを用いる．

💡 コツ

ホルダーからスムーズに着脱できるように，採血管は使用する順に並べておく（使用する順 ☞ p101）

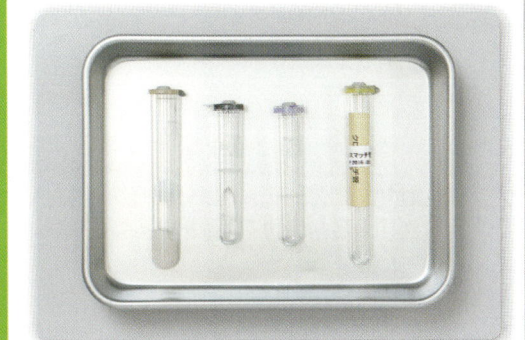

使用する順に並べておく

⚠ 注意 採血条件が守られているか

食事の摂取や運動は検査値に影響を与える．「安静」などの条件がある場合は特に注意する（虎の門病院では採血リストに指示が載るようになっている）．

✏ 必修 検査値に影響する日常生活行動

▶ **食事，体位，運動，飲酒**などは，血液の成分に影響を与え，検査の値にも変化を及ぼす．そのため，採血は早朝，安静時，空腹時に実施することが好ましい．採血前に，患者には上記行動の有無や状況を確認する

▶ また，日内変動などの影響も受けるため，指示された時間帯に採血を行うことが望ましい

💡 コツ 採血は，準備8割，穿刺技術2割

採血は，体位を整えたり，物品を使いやすいよう配置したりという"事前の準備"が，実は穿刺の技術以前にとても大事である．

ホルダー採血

3 採血部位の決定

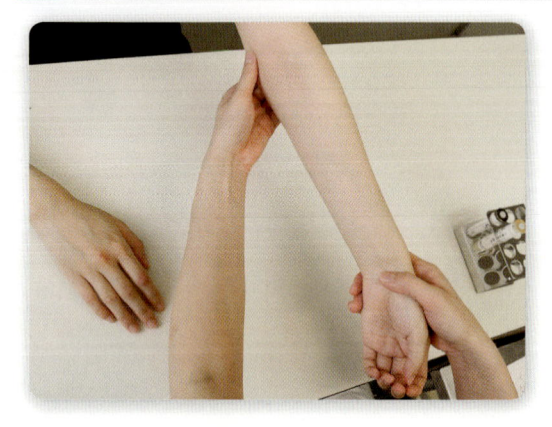

❶採血する部位を選択する

ポイント
▶ 比較的皮膚の柔らかい肘正中皮静脈を第一選択とする．よく浮き出て弾力があり，蛇行していない血管を選ぶ

❌ 採血部位として避けるべき部位

▶ 輸血，輸液が行われている側の血管は避ける
  - 根拠 正確な検査値が得られない
▶ 透析患者のシャント側
  - 根拠 シャント閉塞の危険や大量出血，止血困難のため
▶ リンパ節郭清を伴った乳癌手術後患者の患側
  - 根拠 リンパ液の流れを悪化させるおそれがある
▶ 麻痺のある患者の麻痺側
  - 根拠 循環不全が起こりやすい
▶ 感染のある部位
  - 根拠 脈管系に病原体が入る危険性がある

▶ 下肢または手指からの採血はなるべく避ける
  - 根拠 末梢へいくほど血液量は少ないため採血しにくく，また神経の走行も多いため損傷のリスクが高くなり，疼痛も強くなる

必修 採血で使用する主な静脈（上腕の静脈 ☞ p62）

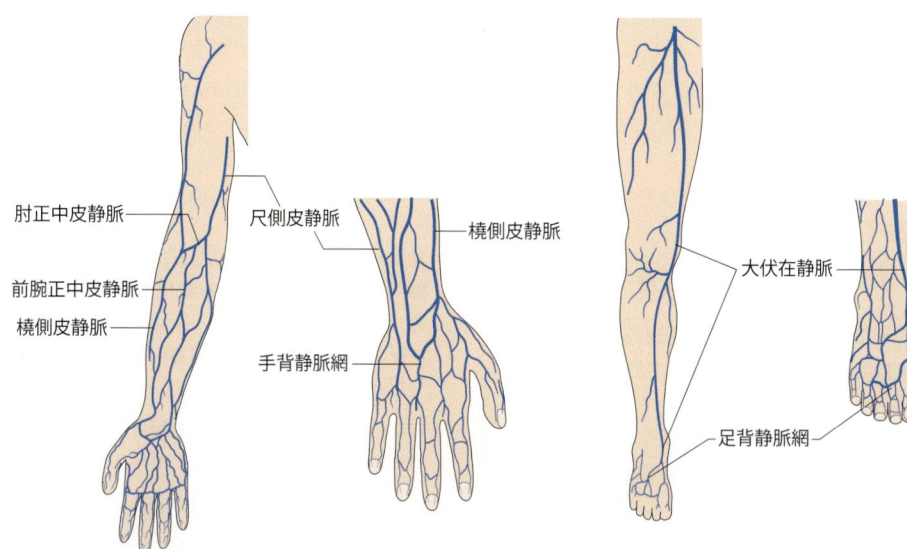

- 肘正中皮静脈
- 前腕正中皮静脈
- 橈側皮静脈
- 尺側皮静脈
- 橈側皮静脈
- 手背静脈網
- 大伏在静脈
- 足背静脈網

▶ できるだけ上肢を選ぶ
  ▷ 下肢の静脈は血栓性静脈炎のリスクが高いため，できるだけ上肢を選ぶ．
  ▷ 両腕に点滴ラインが確保されている場合や，一方が点滴中でもう一方にはシャントがある場合など，両上肢ともに採血が難しいときに下肢を選ぶことがある．

▶ 針は血管に合わせた太さを選ぶ
  ▷ 末梢にいくほど血管は細くなるため，その場合は細い針を選ぶ（23Gなど）．ただし，23Gよりも細いと，血球などの成分を壊す可能性がある（溶血）．

4 物品の準備，体位を整える

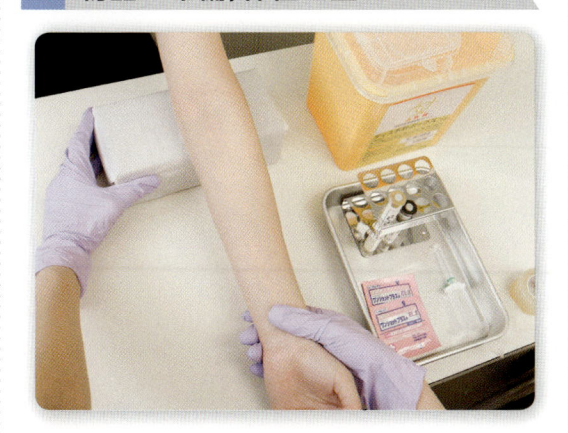

❶ホルダーに採血針を確実に取りつける
❷手指衛生を行い，手袋を装着する
❸必要物品を手の届くところに用意する
❹肘枕の上に腕を置き，体位を整える（採血部位が屈曲しないように保つ）
※以下，肘正中皮静脈を選択した場合で解説する

ポイント
▶採血が始まると，両手がふさがるため，物品は使用する順に，なるべく近くに配置する

> **注意　採血部位が屈曲しないように肘をしっかり伸ばす**
> 根拠　途中で肘が屈曲すると，針先がずれて危険

> **コツ　ホルダーの取りつけ方**
> ▶ホルダーのプッシュボタンが横になるように持ち，刃面を手前にして針を取りつける 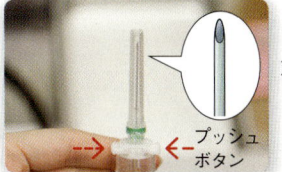
> 刃面を手前に／プッシュボタン
> ▶針とホルダーは，縦に持つと取りつけやすい

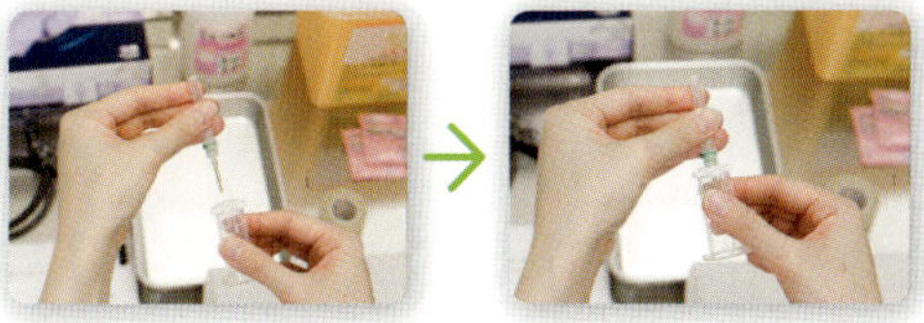

5 穿刺部位の選択

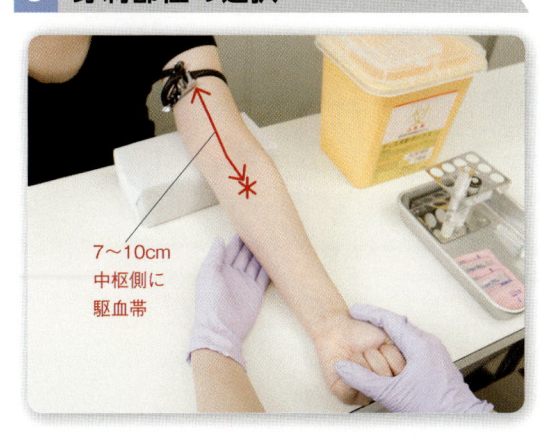

7〜10cm 中枢側に駆血帯

❶穿刺部位から7〜10 cm 中枢側に駆血帯を巻く
❷母指を中にして手を握ってもらい，血管を怒張させる

> **注意　駆血時間はなるべく短く，適度な力で**
> ▶なるべく短時間で
> ▷長くうっ血させると血液成分の性状に影響が出たり，しびれが生じたりする．
> ▷採血に3分以上かかるようなときは針の穿刺部位から組織液が入って血液が固まりやすくなり，血液凝固因子の測定結果に影響を及ぼす．
> ▶駆血の目安は動脈が触れる程度
> ▷駆血の目的は動脈をうっ血させずに静脈をうっ血させることである．動脈の拍動は普通の強さに触れる程度を目安に締める．

> **必修　採血時の体位の整え方**
> ▶患者の体位
> ▷肘はしっかり伸ばしてもらった方が採血しやすく，針先が動く危険も少なくなる．
> ▷肘枕やタオルを使用し，楽に姿勢が保てる高さに整える．
> ▷通常座位でもよいが，血管が怒張しにくい人や，採血時に気分が悪くなったことがある人は臥位になってもらう．
> ▶看護師の体勢
> ▷ベッド上の患者の採血をする場合には，ベッドの高さを調節したり，ベッド柵を一時的に外すなど，採血のしやすい体勢を整える．

ホルダー採血

5 穿刺部位の選択（つづき）

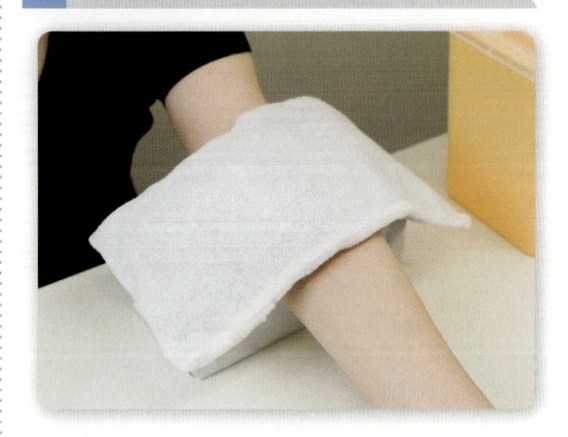

❸血管がはっきりしない場合は，温めたり，アームダウンをする（血管を怒張させるコツ☞p63）

ポイント
▶ホットパックで温める
　根拠 温熱刺激で血管が拡張する
▶腕を心臓の位置より低くする（アームダウン）
　根拠 血流が増え，怒張しやすくなる
▶前腕を末梢から中枢に向かって軽くこするか，駆血帯を締めたまま静脈走行部位を軽く叩く
　根拠 刺激によって血管が拡張する

⚠注意 クレンチングは行わない
駆血帯を締めた後に手を強く握ったり，何度も手を握ったり開いたりを繰り返すと（クレンチング動作），カリウムの偽性高値の原因となるため，なるべく行わない．

必修 採血に適した血管と穿刺部位の見つけ方
（穿刺に適した静脈の見つけ方☞p62〜63）
▶左右上腕と前腕の血管を指先でくまなく触れて探していく
▶弾力があり，太さがあって，まっすぐな（蛇行していない）表在静脈を探す
▶周囲に神経や動脈の走行が少ない正中皮静脈や橈側皮静脈を第一選択とする

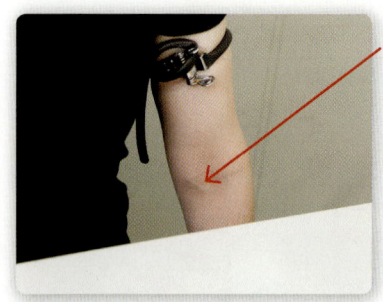

6 消毒

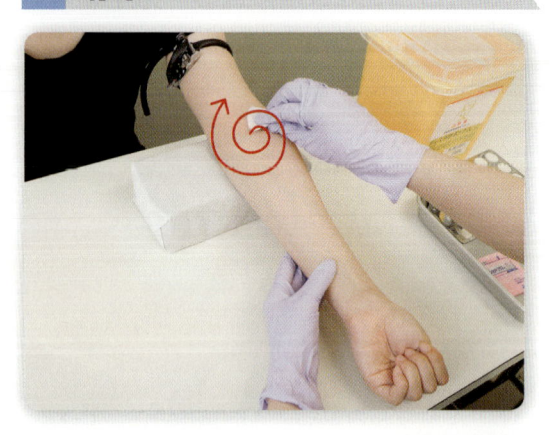

❶血管の走行を確認し，アルコール消毒綿で穿刺部位を中心に外側に向かって直径5cmほどの円を描くように拭く
❷アルコールが皮膚の上で乾燥したことを確認する
　根拠 感染防止
　根拠 アルコールは揮発時に消毒効果を発揮する

ポイント
▶アルコール過敏症の患者にはアルコールフリーの消毒綿を用いる

⚠注意 神経損傷・動脈損傷に気をつける

アームダウンで血管が浮き出たら，その血管に触れて，走行や深さを確認し，穿刺部位の見当をつける

7 穿刺・採血 6-2

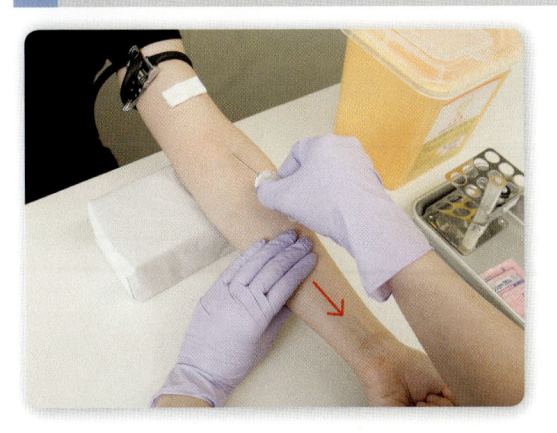

❶ 利き手でない方の手で，穿刺部位より少し手前（末梢側）の皮膚を引っ張り，血管を固定する
　根拠　穿刺しやすくなる

❷ 利き手でホルダーの側面を持ち，患者に穿刺することを告げる

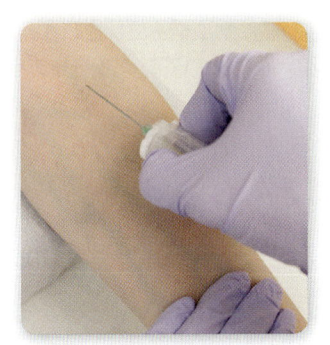

ホルダーはシリンジより太いため，角度を鋭角にするためには横（側面）を持つとよい（指がじゃまにならない）

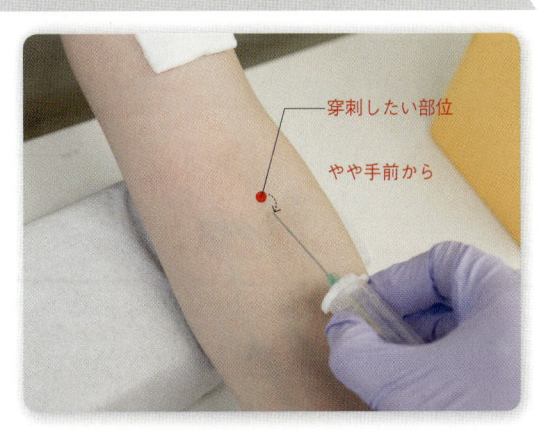

❸ 針は，刺入したい静脈のやや手前から15〜20度の角度で皮膚に刺入する

コツ　針は，刺入したい静脈のやや手前から15〜20度の角度で皮膚に刺入する
　根拠　血管を貫通させないため
　根拠　直上から穿刺するよりも，針先を血管内におさめやすい

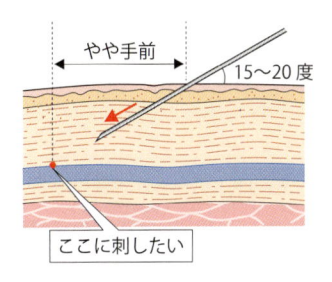

翼状針による採血 6-3

▶翼状針の特徴
　▷逆血が確認しやすい
　▷刺入部の固定がしやすい
　▷針先が扱いやすく，角度の調節がしやすい

▶どのような場合に翼状針を選択するか
　▷血管の細い人や小児
　▷血管が怒張しにくく，見えにくい人

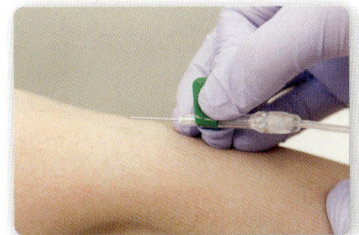

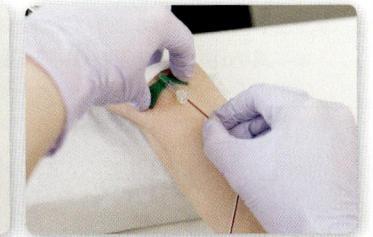

翼状針のカット面を上にし，翼部分を閉じて持ち，穿刺する

翼部分を開いて針先を固定する

採血終了後は安全装置を作動させ，収納しながら針を抜く

ホルダー採血

7 穿刺・採血（つづき）

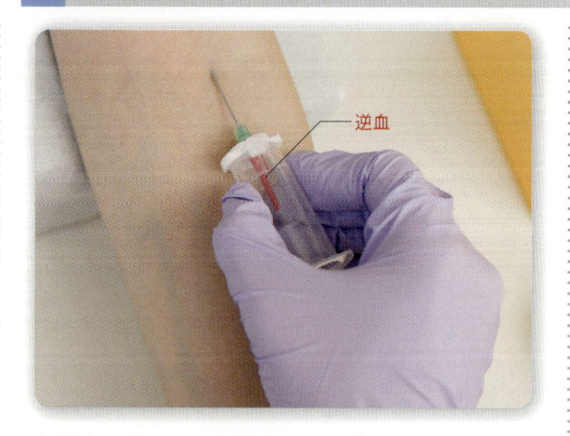

❹逆血を確認し，血管内に針先が入ったことを確認したら，針の角度を皮膚と平行になるよう寝かせる
　根拠 血管を貫通しないようにするため
❺さらに血管内に針を3〜4mm進め，固定する
❻痛みやしびれがないか患者に尋ねる

> **注意 神経損傷・動脈損傷が生じていないか必ず確認する**
>
> ▶ **神経損傷**：手の指先の痛みやしびれ感，あるいは我慢できないような痛み
> ▶ **動脈損傷**：静脈血に比べて明らかに鮮やかな色の血液
> 　➡ いずれもただちに抜針し，圧迫止血を行う（動脈損傷の場合は5分以上）．医師に診察を依頼する．

> **注意 逆血をしっかりと確認する**
>
> 逆血がなかったら，血管外へ刺入している可能性がある．その場合は部位を変えて穿刺をやり直す．

> **必修 必要量が決まっている採血管は2番目以降に採取する**
>
> ▶ デッドスペース分の血液が採血できないため，厳密な量が必要な採血管は必ず2番目以降にする
> ▷ 針の内腔がデッドスペースとなる．
> ▷ 翼状針のチューブの内腔がデッドスペースとなる．
> 　デッドスペース　　デッドスペース

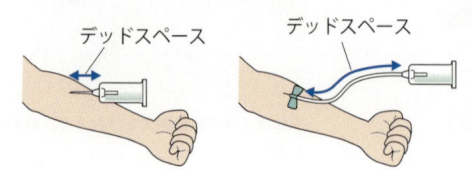

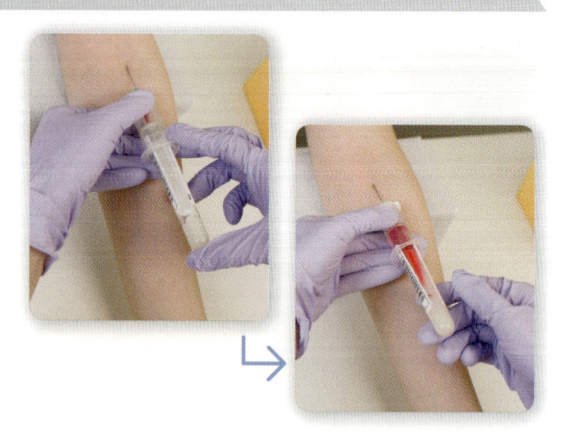

❼ホルダーを反対の手に持ち替え，利き手で採血管をまっすぐに差し込み，採血する（持ち替えずにホルダーを利き手で保持したまま反対の手で採血管を差し込んでもよい）

> **コツ** 穿刺前にホルダーに採血管を軽く（差し込まずに）入れておく方法もある

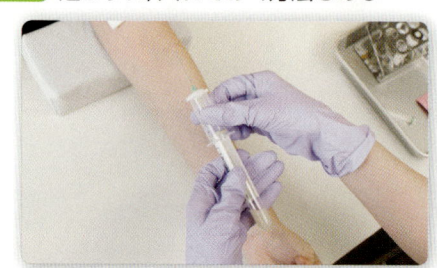

ホルダーに採血管を差し込まずに入れておく

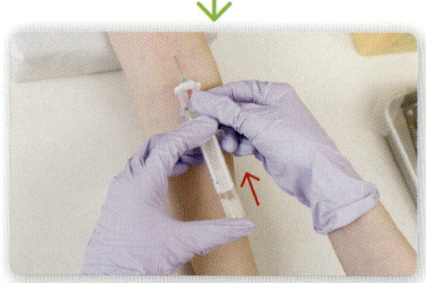

穿刺後，採血管を差し込む

> **注意 必ず穿刺後に差し込む**
>
> 穿刺前に採血管をホルダーに差し込むと真空ではなくなってしまい，血液が吸収できなくなる．

110

8 連続採血

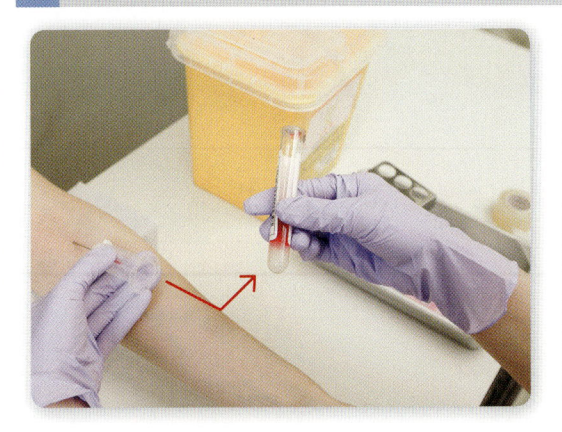

❶採血する場合は針先を固定し，採血管内への血液流入が止まったところで採血管を抜く

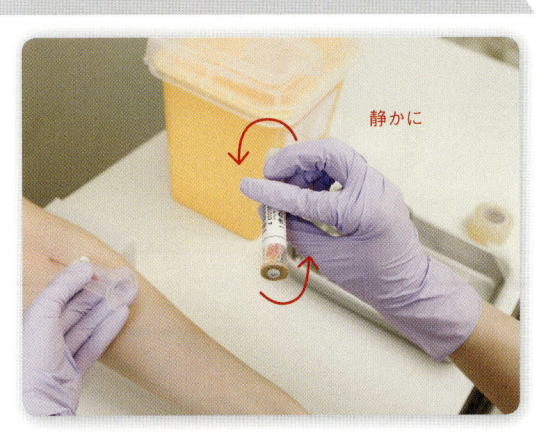

❷採血管は，ホルダーから抜いた後すぐに5～6回ゆっくり転倒混和する
❸転倒混和した採血管は，採血管立てに立てる

コツ 採血時は，針先が動かないように集中する

▶連続採血をする際は，採血管を付け替えたり転倒混和をする方の手に目が向きがちだが，ホルダーを固定する手に集中し，針先が動かないように注意する
　根拠 針先を正しい刺入部位に保つ

▶ホルダーの下にある指をしっかりと患者の腕に押し当てると固定できる

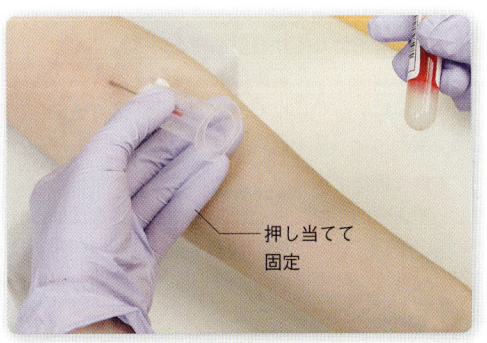

押し当てて固定

指を腕に押し当ててホルダーを固定する

ポイント
▶抗凝固剤は透明なので，肉眼でわかる目安はないが，5～6回転倒混和すればよい

必修 転倒混和 6-4

内容物にできるだけ衝撃を与えないよう，静かに採血管を上下逆にする．上下に採血管を振ったりしない．

注意 バックフロー現象に注意

▶採血管に十分な血液が入り，静脈圧よりもわずかでも圧力が高くなると，採血管内の血液が針に逆流する（これをバックフロー現象という）

▶抗凝固剤を含んだ血液が針に入ると，後から採取する容器に不要な抗凝固剤が混入し，検査結果に影響を与えることがあるため，容器内の血液の様子を注意して観察する

コツ 3回以上刺さない

採血に失敗してしまった場合，3回以上は刺さず，患者に謝罪し，他の看護師または医師に依頼する．

ホルダー採血

8 連続採血（つづき）

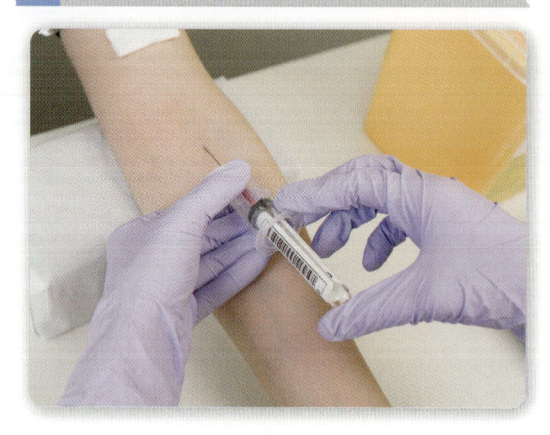

❹次の採血管に刺し替える

ポイント
▶複数の採血管がある場合は，この手順を繰り返す

必修　採血管への注入順序を守る
（詳細☞p101）

▶凝固系（抗凝固剤入り）採血管は2番目に
ホルダーでの採取の場合は，デッドスペース（採血針の内腔分）の空気が採血管に入ってしまうため，必要な血液量を採取できなくなる
①生化学系・血清系検査
②凝固系検査
③血算系検査
④その他

コツ　血液流入（または停止）の様子が見えるように，採血管のラベルの隙間を上にする

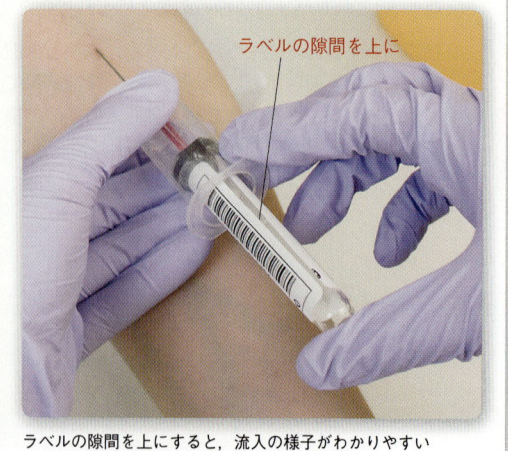

ラベルの隙間を上に

ラベルの隙間を上にすると，流入の様子がわかりやすい

---

9 針の抜去，止血

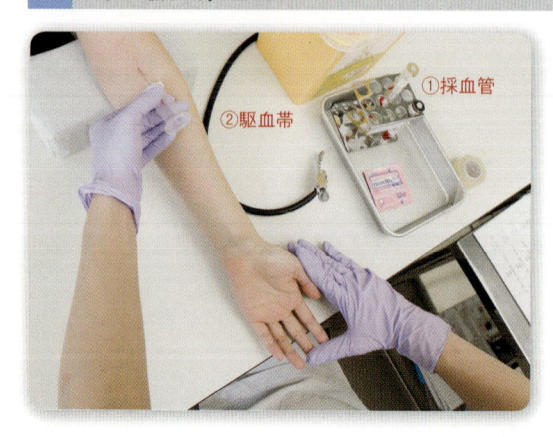

①採血管
②駆血帯

❶最後の採血管への血液流入が終了したら，ホルダーから採血管を抜く
❷駆血帯を外し，手を開いてもらう

ポイント
▶患者の苦痛を軽減するため，針は刺したときと同じ角度で静かに抜く

注意　①採血管→②駆血帯→③針（ホルダー）の順に抜く（外す）ことを遵守する

根拠　順番を間違えると，採血管内の血液や薬剤が逆流したり，出血が多くなる

▶採血管を外してから駆血帯を外す
　採血管をつけたまま駆血帯を外すと，静脈の圧が急に低くなることで，採血管内の血液や薬剤が血管内に逆流するおそれがある．

▶針は最後に抜く
　駆血帯をつけたまま針を抜くと，静脈にかかっている圧によって出血が多くなる．駆血帯を外し，握っていた手も緩めてもらい，静脈内の圧力を通常に戻してから針を抜く．

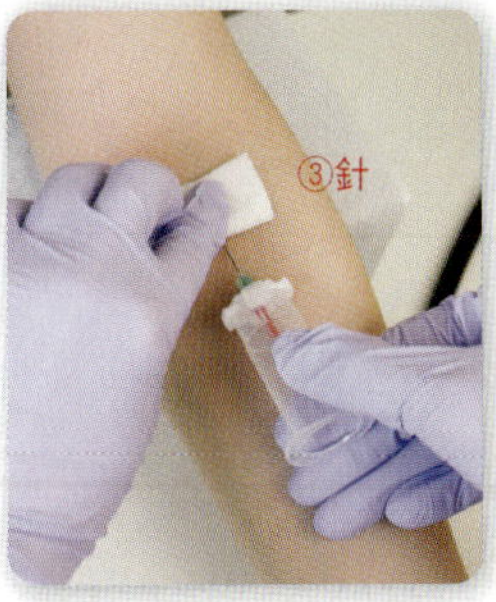

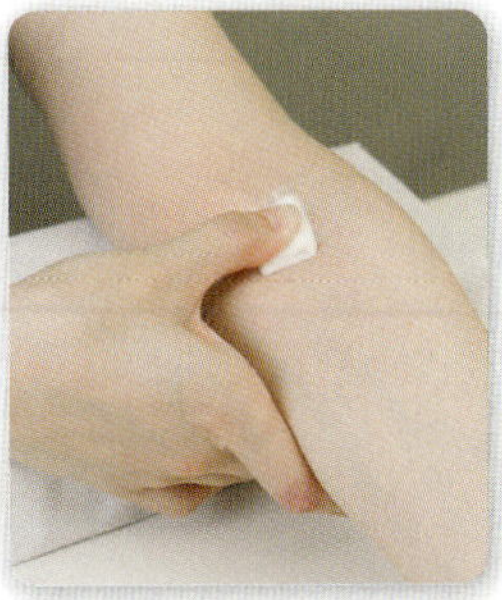

❸消毒綿を刺入部に当てながら針を抜く
❹絞った消毒綿を絆創膏で固定し，3〜5分圧迫止血する（可能な場合は患者自身に圧迫してもらう）
根拠 血腫予防

ポイント
▶抜去後は，血腫の原因となる周辺組織への血液の漏出を防ぐため，消毒綿を乗せたまま止血する
▶自分で圧迫できる患者には，肘を伸ばし，母指の指腹で3〜5分ほど上からしっかり押さえてもらう
根拠 止血には通常3〜5分を要する
▶自分で圧迫できない患者は，実施者で圧迫止血する
▶出血性素因のある患者の場合は，確実に止血したことを確認するまで患者のそばを離れない

注意 止血を確実に行う
根拠 血腫予防

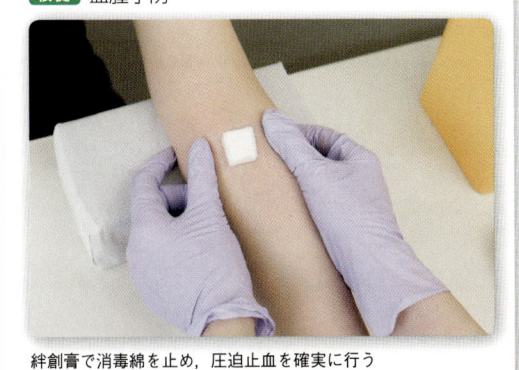

絆創膏で消毒綿を止め，圧迫止血を確実に行う

10 後片づけと検体の搬送

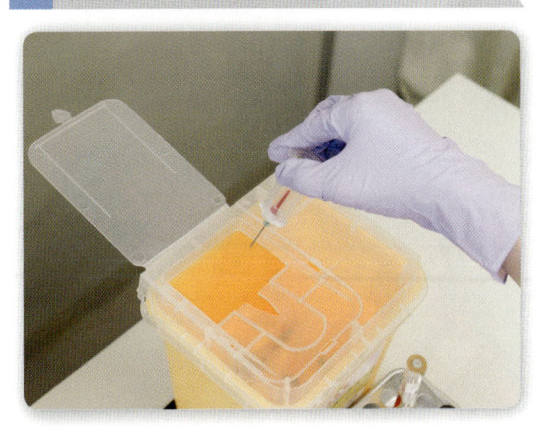

❶採血針はリキャップせず針専用廃棄容器に捨てる
根拠 針刺し事故防止
❷患者に声をかけて退室する
❸ラベルに記載されている条件を守って採血管を搬送し，使用した物品は規定通りに分別し廃棄する
❹手袋を外し，手を洗う
❺実施の記録をする

ポイント
▶ホルダーの針固定部のプッシュボタンを両側から押すと，針が外れる

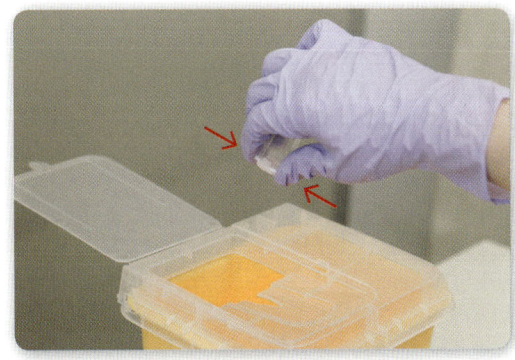

プッシュボタンを押して針を外す

シリンジ採血 6-5

1 準備〜採血部位の選択

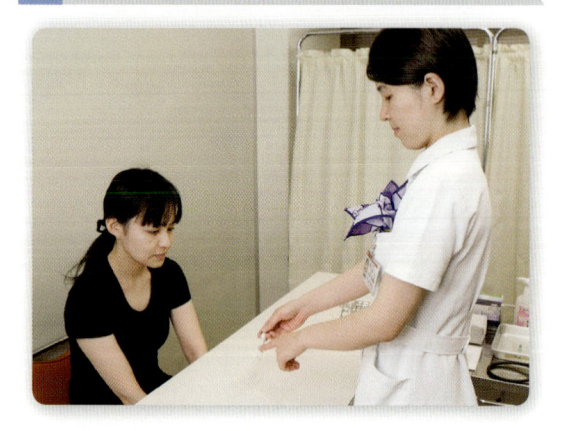

準備から採血部位の選択は，ホルダー採血と同じ（☞p104〜107）

必要物品
①手袋
②手指消毒用アルコール
③肘枕
④採血管，採血管立て
⑤注射針（または翼状針，いずれも21〜23G）
⑥シリンジ（10 mLなど）
⑦採血リスト（指示票）
⑧針専用廃棄容器
⑨トレイ
⑩アルコール消毒綿
⑪絆創膏
⑫駆血帯
⑬ゴミ袋

[必要物品]
①手袋
②手指消毒用アルコール
③肘枕
④採血管，採血管立て
⑤針
⑥シリンジ
⑦採血リスト
⑧針専用廃棄容器
⑨トレイ
⑩アルコール消毒綿
⑪絆創膏
⑫駆血帯
⑬ゴミ袋

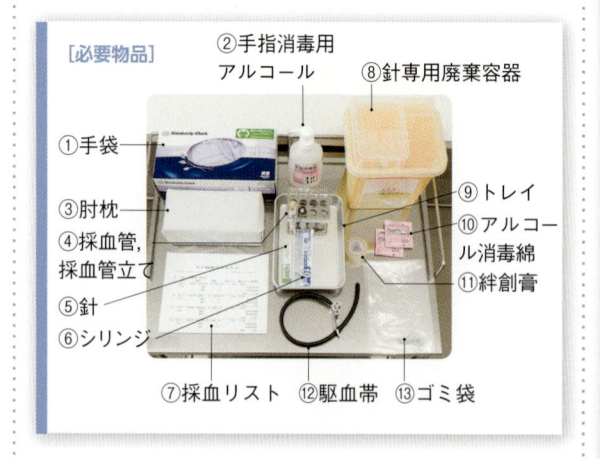

2 シリンジと針の確認

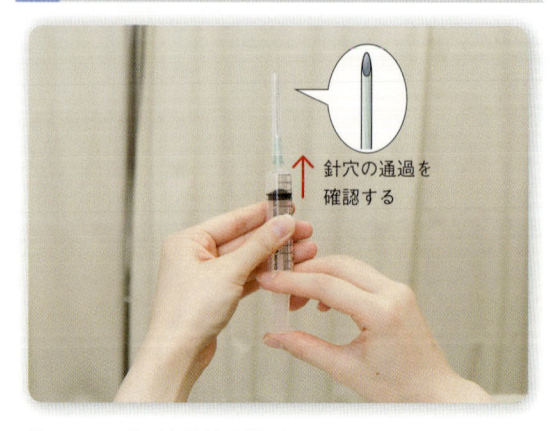

針穴の通過を確認する

❶シリンジと注射針を接続する
❷刃面とシリンジの目盛りを同じ方向に合わせる
　根拠 採血量が見やすい
❸シリンジの空気を抜いて針穴の通過を確認する
❹手指衛生を行い，手袋を装着する

必修 シリンジで採血するのはどういうときか

▶小児，血管が細いなどホルダー（真空）採血管での採血が困難と思われる患者の場合
▶容量が厳密に決められている採血管が1本だけの場合
▶真空以外の採血管がある場合

注意 接続部を衛生的に保って接続する

根拠 感染防止
シリンジと針の接続部を衛生的に保って接続する方法（☞p8）

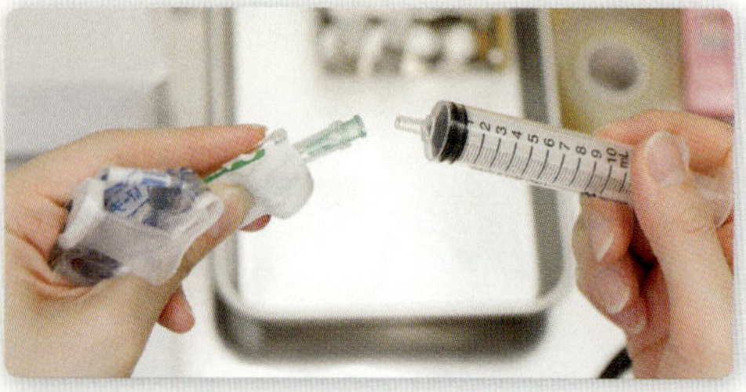

接続部に触れない

3 消毒

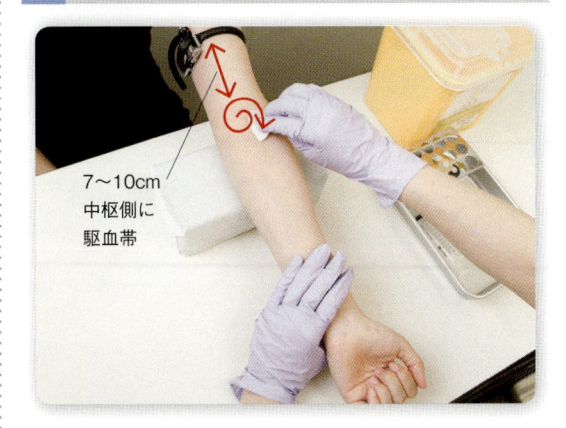

❶体位を整え，穿刺部位から7～10 cm中枢側に駆血帯を巻く（☞p107）
❷母指を中にして手を握ってもらい，血管を怒張させる（怒張のさせ方のコツ☞p63）
❸血管の走行を確認し，アルコール消毒綿で穿刺部位を中心にして外側へ向かって直径5 cmほどの円を描くように拭く
❹アルコールが皮膚の上で乾燥したことを確認する
- 根拠 感染防止
- 根拠 アルコールは揮発時に消毒効果を発揮する

ポイント
▶アルコール過敏症の患者にはアルコールフリーの消毒綿を用いる

コツ：採取後スムーズに分注できるよう採血管は分注する順に並べておく
（使用する順☞p101）

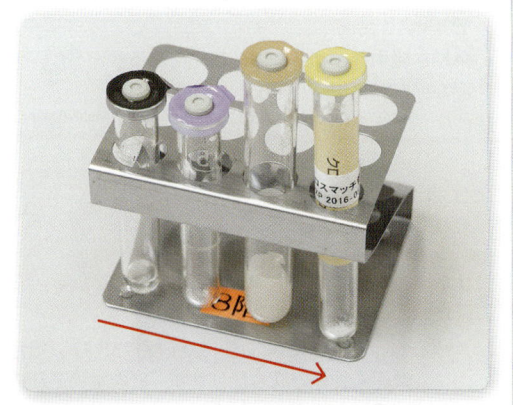

分注順に並べる．キャップの色は施設によって異なる

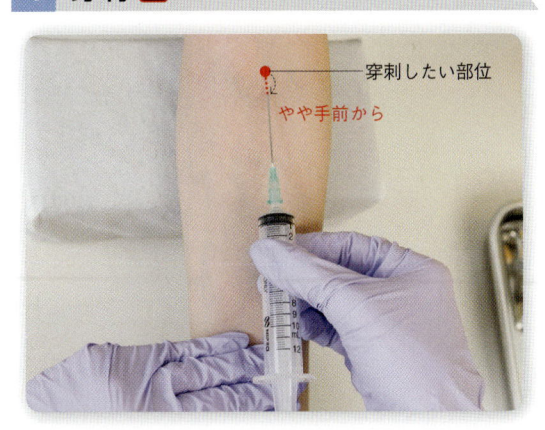

4 穿刺 6-6

❶血管の走行に沿って注射針のカット面を上にし，シリンジを持つ
❷利き手ではない方の手で穿刺部位より少し手前の皮膚を引っ張り，血管を固定する
- 根拠 穿刺しやすくなる

❸患者に穿刺することを告げる
❹針は，刺入したい静脈のやや手前から，15～20度の角度で皮膚に刺入する
- 根拠 血管を貫通させないため
- 根拠 直上から穿刺するよりも血管内に針をおさめやすい

コツ：シリンジの下に指を添えて角度を調整する

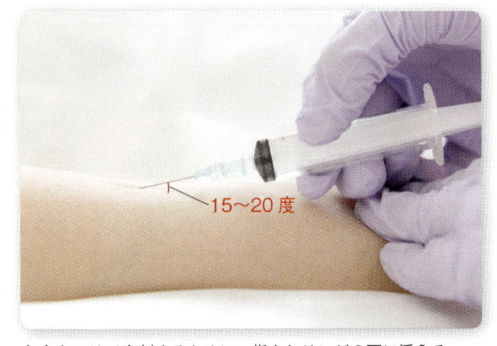

角度をつけて穿刺するために，指をシリンジの下に添える

シリンジ採血

5 逆血確認，針の固定

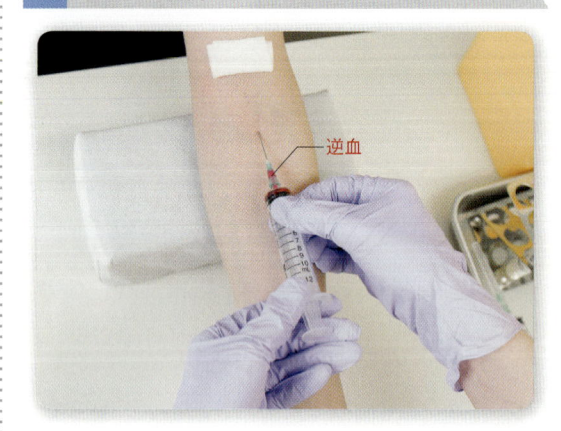

逆血

❶血管内に針先が入ったことを確認したら（逆血があったら），血管を突き抜けないように針の角度を皮膚と平行になるように寝かせる
❷さらに血管内に針を3〜4mm進め，固定する
❸痛みやしびれがないかどうか，患者に尋ねる

> **注意　神経損傷・動脈損傷が生じてないか必ず確認する**
> ▶神経損傷：手の指先の痛みやしびれ感，あるいは我慢できないような痛み
> ▶動脈損傷：内筒が動脈圧で自然に上がってくる，静脈血に比べて明らかに鮮やかな色の血液
> ➡いずれもただちに抜針し，圧迫止血を行う（動脈損傷の場合は5分以上）．医師に診察を依頼する．

> **コツ　採血に失敗してしまった場合**
> ▶静脈内に針先が入らないなど，採血に2度失敗したら，3回以上は刺さず，患者に謝罪し，他の看護師または医師に依頼する
> 例：「大変申し訳ございません．採血に失敗してしまいました．他の看護師に代わりますので，少々お待ちいただけますでしょうか」

6 採血

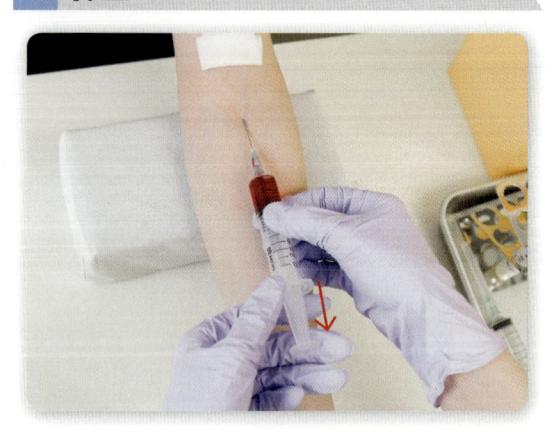

❶利き手ではない方の手で内筒を静かに引き，必要量を採血する

ポイント
▶採血量は正確にし，必要以上は採取しないよう注意する
▶内筒の操作はゆっくりと行う．目安としては，強い抵抗を感じないスピードで引く（抵抗が強いということは，引く圧が高すぎるということ）

> **注意　急速に強く内筒を引かない**
> **根拠** 強く吸引すると溶血をきたしたり，静脈がつぶれたりするため注意する

> **コツ　途中で血液を吸引できなくなったら**
> 無理な吸引はせず，針が血管内にあるかどうか，刃面が血管壁に接触していないか確かめる． 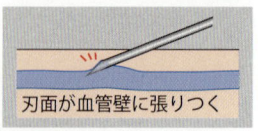
>
> 刃面が血管壁に張りつく
>
> ①針を少し進めてみる
> ②針を少し戻してみる
> ③角度を少し変えてみる
> ➡これらを実施しても血液を吸引できない場合は，無理に針先で探ったりせず，針を抜いて別の部位でやり直す．

7 抜針，止血

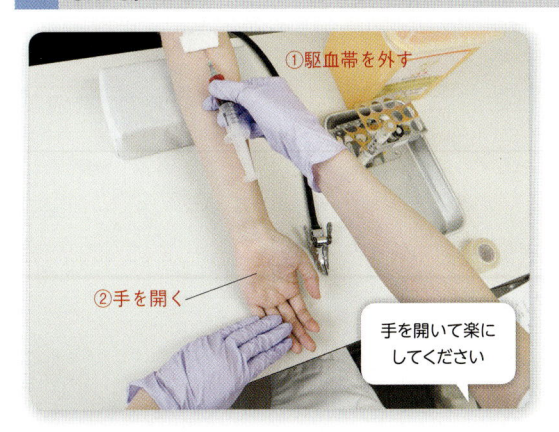

①駆血帯を外す
②手を開く
手を開いて楽にしてください
③針を抜く

❶ 必要量が採取できたら，駆血帯を外す
❷ 手を開いて楽にしてもらう

> **注意** ①駆血帯を外す→②手を開いてもらう→③針を抜くという順番を遵守する
> **根拠** 駆血帯をしたまま針を抜くと，静脈内の圧が高いままなので，穿刺部からの出血が多くなる
>
> ▶採血が終わったら血管を怒張させておく必要性がなくなるので，「楽にしてください」と声をかけ駆血帯を外し，手を開いてもらう

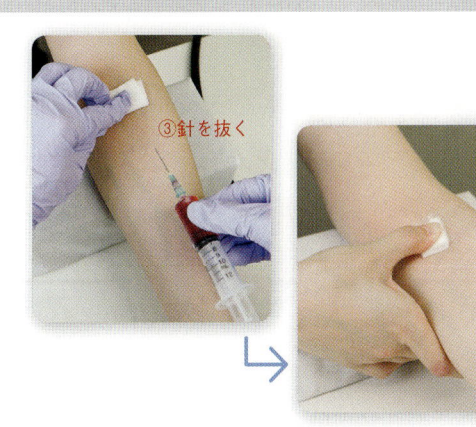

❸ 消毒綿を刺入部に当てながら針を抜く
❹ 絞った消毒綿を絆創膏で固定し，3〜5分圧迫止血する(可能な場合は患者自身に圧迫してもらう)
根拠 血腫予防

ポイント
▶抜去後は，血腫の原因となる周辺組織への血液の漏出を防ぐため，消毒綿を乗せたまま止血する
▶自分で圧迫できる患者には，肘を伸ばし，母指の指腹で3〜5分ほど上からしっかり押さえてもらう
根拠 止血には通常3〜5分を要する
▶自分で圧迫できない患者は，実施者で圧迫止血する
▶出血性素因のある患者の場合は，確実に止血したことを確認するまで患者のそばを離れない

> **注意** 止血を確実に行う
> **根拠** 血腫予防

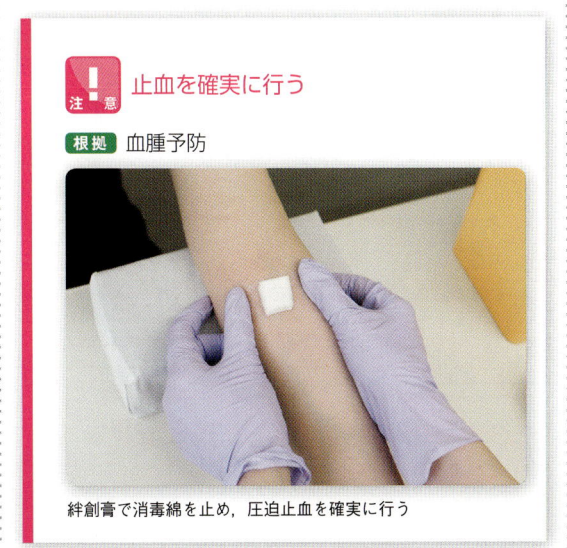

絆創膏で消毒綿を止め，圧迫止血を確実に行う

シリンジ採血

8 分注 ▶ 6-7

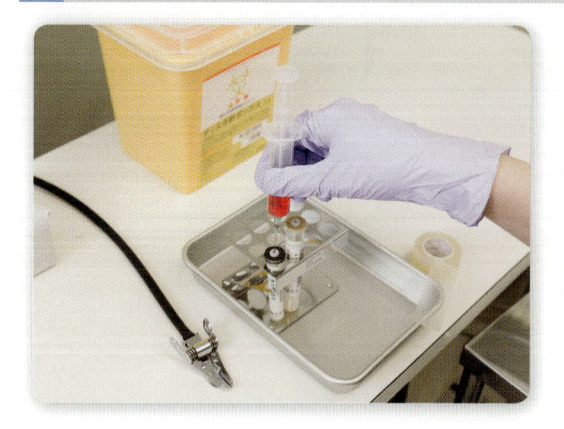

❶分注順に立てておいた採血管に分注する

ポイント
▶採血管に針を刺したら，血液は自然に採血管内に入るため，シリンジを持っていない手は膝の上か腰に置いておく

注意 分注する際は採血管に手を添えない

根拠 針刺し事故防止
針刺し防止のため，分注する際，シリンジを持っていない方の手は採血管や採血管立てに添えない．

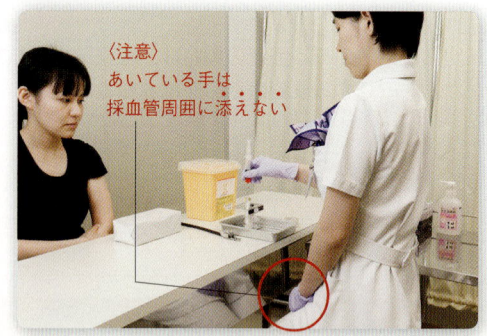

〈注意〉
あいている手は
採血管周囲に添えない

あいている手は採血管周囲に添えない．"腰に手を当てておく"と覚えてもよい

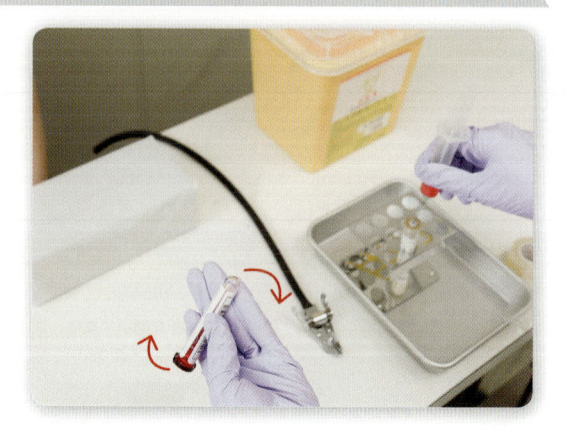

❷抗凝固剤混入の採血管に注入し，5〜6回，静かに転倒混和する（転倒混和☞p111）
※片づけ以降は，ホルダー採血の場合（☞p113）に準ずる

ポイント
▶血液は，凝固系・血算系の検査，赤沈検査など，正確な量が求められる採血管から先に分注する（☞p101）
▶抗凝固剤が入っている採血管は分注後すぐに，5〜6回ゆっくり転倒混和する

必修 採血管への注入順序を守る
（詳細☞p101）

▶凝固系（抗凝固剤入り）の採血管から分注する
　▷血液には自然に固まる性質（凝固因子）がある．血液が凝固することで正確な値が測定できない項目（＝抗凝固剤入り採血管で測るもの）は，先に分注する．
　▷逆に，凝固させてから検査するもの（生化学系項目など）は後でよい
　①凝固系検査
　②血算系検査
　③生化学系・血清系検査
　④その他

注意 針先が抗凝固剤に触れないよう注意する

抗凝固剤（EDTA：エチレンジアミン四酢酸など）の入った採血管に血液を分注する際，針先に抗凝固剤が付着し汚染すると，その後分注する生化学系の検査結果に影響が出る可能性がある．

注射と採血の合併症・事故の予防と対処（表7〜9）

皮下	筋注	静注	点滴	採血	準備
皮下注射	筋肉注射	ワンショット	点滴静注（穿刺含）	採血	薬液準備

▶ 表7　注射と採血の合併症・事故と予防策

	原因	症状と対処	予防策
感染 準備 皮下 筋注 静注 点滴 採血	▶穿刺部位や側管注入口などの不十分な消毒 ▶薬液を準備する際の不潔な操作	悪寒戦慄，体温の上昇，白血球の増加，CRPの上昇など血液培養からの細菌の検出によって確定される ➡穿刺部位に発赤，腫脹，疼痛がみられた場合は速やかに抜針．バイタルサイン測定，自覚症状の確認，医師への報告，採血データチェックを行う	薬液を準備する際，また注射を施行する際は手指衛生を確実に行う 穿刺部位，薬液注入部位の消毒を十分に行う 物品接続部の清潔操作（周囲に触れない）を徹底する
静脈炎，血管痛 静注 点滴 採血	▶手技的要因 ▷血管壁の内皮細胞が損傷を受けた際に形成された血栓が炎症を起こす ▷感染 ▶製剤的要因 ▷血流量の少ない末梢静脈や，血流が緩徐な下肢静脈は輸液が十分に希釈されないため，一般に静脈炎や血管痛，血栓症を起こしやすい ▷非生理的なpHや高浸透圧の輸液を投与することによる静脈内膜の損傷	穿刺部位または刺入部位から血管の走行に沿った発赤，腫脹，熱感，疼痛，硬結 ➡発赤，腫脹，疼痛がみられた場合は速やかに抜針，医師に診察を依頼し，処置方法について指示を受ける	感染予防が第一．正しい方法で消毒・清潔操作を行う 留置針は96時間以内に交換する（静脈内留置時間が長いほど静脈炎の発生は増加する） 投与速度を緩徐にする 薬剤の刺激を和らげる（希釈液によって，できるだけ等張液に近づけるなど） 薬液の温度を調節する（冷所保存の薬液や輸液は，体温程度に温めて投与する）
注入量による疼痛 皮下 筋注 静注	▶投与方法ごとの薬液量の上限を超えた場合	穿刺部位の激しい疼痛 ➡速やかに抜針．バイタルサイン測定，自覚症状の確認，医師への報告	注入量の上限を守る．皮下注射は最大2mL，筋肉注射は最大5mL，静脈内注射（ワンショット）は50mL．それ以上の指示が出ている場合には確認し，穿刺部位を変え数回に分けて注射する
血腫 静注 点滴	▶静脈内への針の穿刺時に血管を破った際や，抜去時の止血不良のために，血管外へ血液が漏出することによって血腫が起こる ▶血管の脆弱な高齢者，血液凝固障害がある患者（血友病，紫斑病，DIC），心疾患や脳血管障害で抗凝固薬（ワーファリン®，アスピリン®など）の投与を受けている患者で生じやすい	血管外へ漏れ出た血液がたまる ➡血腫発生直後は周囲の浮腫を防止する意味で冷水湿布を施行し，その後は漏出した血液の吸収を促進するために温湿布を行う．医師に診察を依頼し，処置方法について指示を受ける	注射針抜去後，圧迫止血をしっかり行う（針によって損傷された血管壁の修復には3〜5分を要する） 留置針の固定は確実に行う

	原因	症状と対処	予防策
薬液の 血管外漏出 静注 点滴	▶針が血管内に確実に入っていない ▶穿刺時に針が血管を貫通した ▶血管の脆弱な患者，糖尿病などで血管壁の硬化がある患者，同一部位への頻繁な穿刺，穿刺部位の安定が保てない場合などはリスクが高い	穿刺部位の腫脹，発赤，灼熱感，疼痛，滴下不良 ➡速やかに点滴中止．患部を挙上し，安静を保つ．医師の診察を受ける(抗悪性腫瘍薬の場合は，抜針する前に留置針内に残存する薬液を可能な限り吸引する)	静脈への穿刺時，逆血を確認し，薬液を確実に静脈内に注入する 点滴実施中の観察を確実に行う 留置針の固定は確実に行う(抗悪性腫瘍薬が血管外に漏れると，強い皮膚障害をきたす) 穿刺に失敗した場合，同じ血管のより末梢には穿刺をしない
硬結 皮下 筋注	▶皮下注射や筋肉注射を同一部位で長期間行うことによる	皮下や筋組織が限局的に硬化する ➡もむなどして吸収を待つ．予防が第一	長期間にわたって皮下注射を行う場合は，注射部位をローテーションしていく
動脈損傷 静注 点滴 採血	▶誤って動脈を穿刺することによる	鮮やかな動脈血が逆流してくる ➡速やかに針を抜き，5分以上圧迫止血を行う．医師の診察を依頼する	解剖を理解したうえで，穿刺部位の選択を行う 動脈血の色は静脈血に比べて明らかに鮮やかであり，判別は容易．動脈内に刺入された場合は，通常シリンジの内筒が動脈圧によって自然に押し戻される
神経損傷 皮下 筋注 静注 点滴 採血	▶誤って注射針で神経に触れたり，注入された薬液の刺激などで発生する ▶いわゆるカウザルギー(反射性交感神経萎縮症の一種)と呼ばれる病態であり，末梢神経幹(正中神経や坐骨神経などの知覚・運動・交感神経線維すべてを含んだ比較的太いもの)の不完全損傷が発生原因となる	持続性の灼熱感や疼痛(最初は障害された神経の支配領域に局在するが，次第に局在が不明瞭になる)が主体で，知覚過敏を伴い，皮膚・爪の退行性変性および骨粗鬆症などの局所的な栄養障害をきたしてくる ➡症状がみられた場合は医師に診察を依頼する 疼痛が残存しても通常，数日から数か月で治癒するが，症状が進行するようであれば，早目に専門医に相談する(麻酔科医による交感神経ブロック治療など)	解剖を正しく理解したうえで注射部位の選択を行い，穿刺部位を守る なるべく細い注射針を使用する

	皮下	筋注	静注	点滴	採血	準備
	皮下注射	筋肉注射	ワンショット	点滴静注(穿刺含)	採血	薬液準備

		原因	症状と対処	予防策
動脈への誤投与 静注 点滴		▶静脈に注射すべきものを誤って動脈内に注入した場合に起こる	血管内皮，内皮下組織の破壊によって浮腫，血流の停滞，小動脈のけいれん，閉塞が起こる 動脈走行に沿った灼熱感，皮膚色不良，指など末梢のチアノーゼ ➡ただちに抜針して圧迫止血を行うとともに医師に報告し，診察を依頼する．バルビタール薬などの誤注入では，血管拡張薬の動脈内注入や交感神経ブロックにより動脈の拡張をはかる必要がある	確実に静脈血管内に注射針があることを確認するため，刺入後には必ず静脈血の逆流を確認する 動脈血の色は静脈血に比べて明らかに鮮やかであり，判別は容易．動脈内に刺入された場合は，通常シリンジの内筒が動脈圧によって自然に押し戻される
肺塞栓 静注 点滴		▶静脈血中に入った血栓・脂肪などが肺動脈を閉塞し発生する	突発する呼吸困難感，胸部の疼痛 ➡バイタルサインを測定し，ただちに医師へ報告し，救急処置の準備をする．呼吸の観察，安静を保つ	血栓を作らないよう注意する 薬液注入前には，ルート中に血栓が形成されていないか確認する 血栓性静脈炎の発生を予防するために，留置針は96時間以内に新しいものに交換する
空気塞栓 準備 静注 点滴		▶血管内に空気が混入し，血管内腔が閉塞されることにより起こる ▶静脈系空気塞栓は，静脈が大気に開放された時（三方活栓の開放など）に静脈内が陰圧となった場合と，静脈内へ陽圧がかかった場合に発生する	呼吸苦，ショック，意識障害．混入した空気の量，閉塞した血管の部位によって，無症状に経過するものから，ただちに重篤な症状を呈するものまでさまざまである ➡バイタルサインを測定し，ただちに医師へ報告し，救急処置の準備をする．呼吸の観察，安静を保つ	シリンジおよび注射針内の空気は完全に抜いて薬液を注入する 輸液ルートの側管注入口から注射するときには，シリンジを垂直方向に持ち，吸引を行ってから空気が混入しないよう薬液を注入する 点滴チューブ内の空気抜きを完全に行う 三方活栓をできるだけ使用しない
静脈内注射の注入速度による障害 静注 点滴		▶静脈内注射の際，注入速度が速すぎるときに起こる．多くは，心不全などの基礎疾患や脱水などのある患者に，薬剤を急速あるいは大量に投与した場合に発生する	注入速度が速いことで，薬理作用が強く出る．例として，薬剤自体の薬理作用によって生ずる中枢・呼吸・循環不全，血圧低下や呼吸状態の悪化，意識障害など ➡症状発現時は速やかに医師に報告	静脈内への注射の際は患者の様子を見ながら，ゆっくり注入する（ゆっくりの目安は，1 mLを5秒程度） 使用薬剤の添付文書をよく読む

121

	原因	症状と対処	予防策
アナフィラキシー **皮下 筋注 静注 点滴**	▶アレルギー反応が全身に及び，循環不全に陥った状態をアナフィラキシー（ショック）という ▶どのような薬でもアレルギー反応を起こす可能性はあるが，抗菌薬，ヨード系造影剤，デキストラン製剤，非ステロイド系消炎鎮痛薬，その他ビタミン剤，止血薬，抗潰瘍薬，膵炎治療薬，血液製剤などが主にあげられる	悪心・嘔吐，皮膚の発赤，発疹，瘙痒感，粘膜の腫脹，呼吸困難感，など 循環不全に陥り，血圧低下や呼吸状態の悪化，意識障害，重篤な場合は心停止をきたす場合もある ➡**呼吸障害と血圧下降，意識障害については生命にかかわるため，早急な対応が必要となり，BLSと同時にただちに下肢挙上（ショック体位）を行う**	通常，これらの反応は薬剤投与5～20分以内に出現する．しかし，抗原吸収が遅い場合は，それ以後にも症状が発現する可能性があり，注意を要する アレルギー反応Ⅰ型であるので，同型のアレルギーである喘息，アトピー体質の患者や家族歴をもつ人に発症しやすい．アレルギー体質の有無や薬剤過敏反応の既往について問診を行い，投与する薬剤に対しアレルギー反応が起こらないか確認を行う
血管迷走神経反射 **皮下 筋注 静注 点滴 採血**	▶不快感，痛み，恐怖感や不安などが誘因となって副交感神経の緊張が過剰に高まり，血行動態的には徐脈，血管拡張により低血圧をもたらす	気分不快，顔面蒼白，あくび，冷汗，悪心・嘔吐，意識消失，四肢皮膚の冷感 ➡**ただちに注射・採血を中止し，仰臥位で寝かせバイタルサインを測定し下肢を挙上する（ショック体位）** 通常は安静のみで数分以内に改善するが，低血圧，徐脈が遷延する場合は輸液や硫酸アトロピン®などの投与が必要となる．回復後も15～30分ベッド上で安静にし，経過観察を行う．最終的に立ちくらみを起こさず自力歩行できることを確認する	過緊張がみられる場合や，採血等で気分が悪くなったことがある人の場合，臥位で注射・採血を実施する
致死的投与ミス **準備 静注 点滴**	▶投与速度ミス，濃度ミス，投与方法の選択ミス ▶カリウム製剤はワンショットおよび高濃度での点滴は禁忌	死に至ることがある．重篤な不整脈，意識消失，けいれん，血圧低下，呼吸抑制 ➡**医師に報告，バイタルサインの測定，救急処置の準備**	薬剤の作用・副作用，特徴を熟知したうえで投与する 投与速度，溶解・希釈濃度，投与方法を厳守する

▶表8 点滴中に起こる異常と予防策

	原因	症状と対処	予防策
循環への過負荷	▶点滴量が多すぎるとき ▶薬液注入や点滴のスピードが速すぎるとき	呼吸困難感, 胸部不快, 動悸 ➡**症状発現時は速やかに医師に報告**	指示された薬液の注入・滴下速度を守る 点滴中は頻繁に訪室し, 指示通りの速度で投与されているか確認する 胸部不快, 呼吸困難感について有無を確認する
急性肺水腫	▶点滴量が多すぎるとき ▶点滴のスピードが速すぎるとき	胸部不快, 全身倦怠感 ➡**症状発現時はすみやかに医師に報告**	代用血漿剤や血液製剤を投与する場合には正常閾値を超えると, 急速に肺水腫が起こるので, 注意する
電解質異常	▶Na(ナトリウム), K(カリウム), Cl(クロール)の補給が不足, または過剰な場合	不整脈, 全身倦怠感, 傾眠, 意識障害, けいれん, 悪心・嘔吐, 脱力 ➡**血清 Na, K, Cl を調べ, 補正のための輸液を行う**	電解質データと症状を観察する
高血糖	▶高カロリー製剤の投与時 ▶ステロイド投与による副作用	(持続する高血糖による症状として) 多尿, 口渇, 多飲, 易疲労, 脱力感, 昏睡 ➡**血糖値を測定し, 医師に報告. 薬物療法などの指示を受ける**	血糖値のモニタリング 食事摂取状況の観察 摂取カロリーの計算
低血糖	▶血糖降下薬(インスリン)の過量投与 ▶高カロリー輸液の急な中止によるインスリンの過剰分泌	空腹感, 冷汗, 手指振戦, 眠気, 意識障害 ➡**血糖値を測定し, ブドウ糖を投与する**	血糖値のモニタリング 点滴の正確な滴下調整 インスリンの適量投与
組織の壊死	▶高濃度の薬液を投与した際に起こりうる	注射部位の疼痛, 皮膚潰瘍, 硬結, 壊死 ➡**ただちに投与中止, 医師に報告**	薬液の濃度が適正かどうか確認して投与する

▶表9　その他の事故と予防策

	原因	症状と対処	予防策
溶血 （採血管に採取後の血液に起こる） 採血	▶血漿より低い浸透圧の液体やアルコールへの接触，気泡混入，物理的衝撃によって起こる	赤血球の破壊により，血色素などの内容物が血清や血漿中に混入すること 溶血が起こると，流出した赤血球中の成分やヘモグロビンによって検査結果に影響を与える。ブドウ糖はやや低値になる。クレアチニンはやや高値になる。Naはやや低値になる。K・LDH・AST（GOT）・Hbは高値になる	必ず乾燥した物品を使用する 皮膚消毒用のアルコールが揮発してから穿刺する 注射器と針はしっかり接続する 採血管へ無造作に分注せず，ゆっくり注ぐ 抗凝固剤などとの転倒混和は衝撃を避け，ゆっくり静かに行う 23Gより細い針は使用しない シリンジ採血の場合，内筒を強く引き過ぎない 丁寧な操作を心がける
薬液への異物混入 準備	▶薬液準備時の不潔操作，未熟な操作技術による	アンプルの切断面に触れることで，ガラス片が混入するおそれがある ボトルなどのゴム栓に針を斜めに刺すことで，削れたゴム部が薬液に混入する ➡やり直し	アンプルからの吸い上げ時には，針を切断面に触れないなど，清潔操作を徹底する ゴム栓に針を斜めに刺さない（コアリング）

事故防止の原則

「6R」を確認することに加え，以下の防止策を理解し，徹底する．

> **6つのRight**
> 1. 正しい患者 (Right Patient)
> 2. 正しい薬剤名 (Right Drug)
> 3. 正しい時間 (Right Time)
> 4. 正しい投与経路 (Right Route)
> 5. 正しい量 (Right Dose)
> 6. 正しい目的 (Right Purpose)

患者の誤認防止策

① 患者の確認は，患者氏名（フルネーム）とID番号を照会することを基本とする．
② 入院患者は患者識別リストバンドを装着する．
③ 意識のある患者の場合，注射，採血，点滴などの医療行為を実施する際には，「ご自分の名前をフルネームでおっしゃってください」と声をかけてフルネームで名乗ってもらう．意識のない患者の場合は，原則として複数の医療従事者で「患者識別リストバンド」による患者確認を行い，医療行為を実施する．
④ 上記医療行為の実施直前に行う確認では，注射処方箋控や採血管，ラベルなどを患者にも示し，名前の確認をしてもらう．
⑤ 点滴ボトル（バッグ）に薬剤を混注する場合は，通常の確認とともに，ボトル（バッグ）の患者氏名と注射処方箋控の名前が同一であることを確認する．
⑥ 同姓同名患者が同じ病棟や同じ外来にいる場合は，「同姓同名者あり」の情報を部署内で共有し，注意を喚起する．
⑦ 薬液の準備から注射の実施まで，「1患者1処方箋1トレイ」に準備する．同じ薬剤であっても，複数患者のものを同じトレイに入れない．
⑧ 実施のためにベッドサイドに行くとき，「1患者1処方箋1トレイ」のみを持参する．トレイを複数持って訪室しない．
⑨ PDA（携帯情報端末）による患者認証システムを活用する．患者識別リストバンドや注射処方箋控に印刷されているバーコードをPDAで読み取り，注射を施行しようとする患者が正しい患者であるかどうかを確認する．

薬剤の取り違え・誤投与防止策

①聞き間違えるおそれがあるため，原則として口頭指示は受けない．
②緊急時にやむを得ず口頭指示を受ける場合は，医師が口頭で指示した薬品名，規格，投与量，投与方法を看護師が復唱し，確認して準備・実施する．その後，使用した薬品名，規格，投与量，投与方法の記録をもとに，医師が緊急時注射指示を入力し，確認後，看護師に注射処方箋控を渡す．
③「1患者1処方箋1トレイでの準備，訪室」の原則を守る．
④薬液の準備は，準備を始めてから終えるまで作業を中断しない．
⑤規格違いの同じ薬剤に注意する．
⑥薬剤をシリンジや点滴ボトル（バッグ）に充填した場合，薬剤のラベル（副片）をシリンジやボトルに貼り付ける．
⑦充填した薬剤のアンプル（バイアル）は，医療行為の実施後廃棄するまで，シリンジなどを置くトレイに一緒に置き，内容を確認できるようにしておく．
⑧禁忌薬剤に注意する．副作用歴のある禁忌薬剤についてはカルテを確認し，情報を共有する．
⑨薬剤部による併用禁忌などの注意事項に関する情報を確認する．
⑩注射・点滴時には注射処方箋控と患者識別リストバンド，シリンジや点滴ボトル（バッグ）にある名前がすべて一致するか確認する．
⑪患者にも「これから……の薬剤を注射します」と注射の目的を説明する．
⑫静脈内注射の適応でない薬剤（筋肉注射用薬，消毒薬，ミルク，経管栄養剤，バイアル型の経口投与用薬剤等）の誤投与に注意する．
⑬注射以外の目的でシリンジを使用する場合は，誤って注射針や輸液ルートに接続しないように筒先の径が異なるカテーテルチップ型のカラーシリンジを使う．

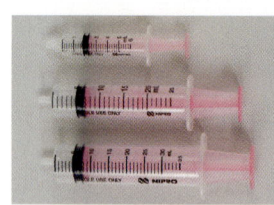

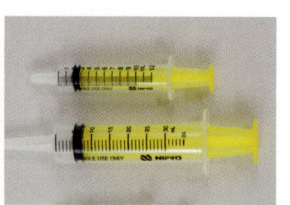

内筒の色が異なるカテーテルチップシリンジ

針刺し事故防止策

①使用後の注射針は，速やかに針専用廃棄容器に廃棄する．持ち歩いたりしない．
②穿刺後の針リキャップは絶対にしない．薬液の準備時など，再度キャップの装着が必要な場合には，専用スタンドを用いるか，スクープ法などで慎重に行う．
③翼状針，留置針の安全装置を確実に使用する．

p98 の解答 ①：20 滴 /mL，②：60 滴 /mL（小児用）

例題 1 100 mL を 1 時間で投与

①
➡ 1 分間の滴下数＝ 100 × 1/3 ≒ 33.3
➡ 60 ÷ 33.3 ≒ 1.8 ⇒ 1.8 秒に 1 滴

②
➡ 1 分間の滴下数＝ 100
➡ 60 ÷ 100 ＝ 0.6 秒に 1 滴

上記だと，小児用では滴下数が多すぎるので，成人用を使用する

例題 2 1,000 mL を 5 時間で投与
➡ 1 時間当たり 200mL

①
➡ 1 分間の滴下数＝ 200 × 1/3 ≒ 66.6
➡ 60 ÷ 66.6 ≒ 0.9 秒に 1 滴

②
➡ 1 分間の滴下数＝ 200
➡ 60 ÷ 200 ＝ 0.3 秒に 1 滴

上記だと，小児用では滴下数が多すぎるので，成人用を使用する

虎の門病院本院 廃棄物分別マニュアル

分類	産業廃棄物で感染性廃棄物（特別管理産業廃棄物）／一般廃棄物で感染性一般廃棄物（特別管理一般廃棄物）		
	血液・体液が付着したものおよび付着したおそれがあるもの		
	鋭利なもの	液状のもの	鋭利ではないもの
容器／表示／ゴミ袋の色	メディカルペール（黄ハザードマーク）	メディカルペール（赤ハザードマーク*1）	段ボール（橙ハザードマーク*2）
廃棄する内容	針，メス，刃物／アンプル，ガラス片／点滴ルート（カットせずにそのまま）／輸血バッグ，輸血ルート（バッグから外さずにそのまま）／ガラス製試験管，シャーレ／針専用廃棄容器／▷血液製剤のボトル／▷赤い薬液の入った点滴ボトル，バイアル／▷抗悪性腫瘍薬の点滴ボトル，バイアル	吸引廃液容器／ドレーンバッグ，排液バッグ／▷各種残検体（液状）	紙オムツ／ガーゼ，絆創膏／シリンジ／抜針した静脈留置針／マスク，手袋，エプロン，ガウン／検体用紙コップ，プラスチックコップ／プラスチック製試験管，シャーレ／脱脂綿等廃棄容器／▷ドレーン類，カテーテル類

注意点
*1 必ず容器に入った状態で廃液する（液体のみを流し入れない）
*2 段ボールの設置スペースがない部署（一部病棟，外来，検査室等）では，鋭利ではないものをメディカルペールに入れてもよい

128

2014年10月

	一般廃棄物（事業系）／産業廃棄物							
	感染性のないもの（血液・体液が付着していないもの）							
特定文書	機密プラスチック	再生できる紙類	燃えないゴミ	燃やすゴミ	ビン	カン	ペットボトル
ピンクゴミ袋	ピンクゴミ袋	透明ゴミ袋	透明ゴミ袋	半透明ゴミ袋	透明ゴミ袋	透明ゴミ袋	透明ゴミ袋
患者情報を含む		患者情報を含まない				必ず中身を空にして廃棄	
紙類のみ	プラスチック類のみ 点滴ボトル 点滴バッグ	再生できる紙類のみ（ホッチキス，クリップ，セロテープ，金具等は外す） コピー用紙 名刺 付箋 写真 包装紙 紙箱 紙袋 封筒 ファイル ペーパータオル 飲料パック，紙コップ （水ですすぐ）	プラスチック類 ゴム類 弁当空容器 レジ袋 ストロー 医材，薬剤，菓子の外包装 ホッチキス，ファイルの金具等	紙やプラスチック以外が混ざっており，リサイクルできないもの 生ゴミ 割りばし ティッシュペーパー	薬品，飲料の空きビン 薬剤のバイアル 注：中身の残っている薬品ビン，バイアルはメディカルペール（黄ハザードマーク）に廃棄	薬品，飲料の空きカン 薬剤のバイアル	

その他
危険物
　乾電池
　廃油は処理依頼票が必要
　廃液（一般薬品，劇薬等）は毒物・劇物廃棄届けが必要

リサイクル
　新聞
　雑誌
　段ボール

粗大ゴミ
　廃棄物依頼書が必要

〔参考文献〕
任和子・秋山智弥編：根拠と事故防止からみた基礎・臨床看護技術，医学書院，2014
竹尾惠子監：看護技術プラクティス第3版，学研メディカル秀潤社，2014
医療情報科学研究所：看護技術がみえる2，メディックメディア，2013
佐藤和艮：看護学生のための物理学第5版，医学書院，2014
寺島裕夫：注射法，レジデント，p129，2(6)，医学出版，2009
佐々木康綱編：外来がん化学療法マニュアル，文光堂，2009
高久史麿・矢崎義雄監，北原光夫・上野文昭・越前宏俊編：治療薬マニュアル2014，医学書院，2014

索引

数字・欧文

1回注射量の上限　12
1患者1処方箋1トレイ
　　4, 7, 16, 18, 125, 126
6つのRight　125
DEHP可塑剤フリー　27
IVナース　60
PDA（携帯情報端末）　35
PVCフリー　27

あ

アームダウン　63, 108
アナフィラキシー　42, 51, 58, 93, 122
アルコールフリーの消毒綿　38
アンプル開封　10
異物混入　11, 21, 124
インスリン専用シリンジ　44
インスリン注射　44
エア針（通気針）　27

か

外径　32
外套針　75
　──を進めるコツ　78
カウザルギー　120
患者誤認防止
　　34, 35, 46, 61, 73, 87, 91, 125
患者識別リストバンド　34, 35, 125
感染　119
感染防止　8, 10, 15, 19, 20, 26, 38, 48,
　　55, 64, 74, 75, 79, 83, 88, 89, 93,
　　108, 115
規格　6
規格違いの同じ薬剤　6, 17
希釈　24, 31
逆血　41, 50, 66, 75, 76, 79, 84, 110, 116
逆血がない　66, 76
急性肺水腫　123
凝固剤入り採血管　101
筋層が薄い　56
筋肉注射　2, 45
　──の穿刺部位選択（クラークの点）　47
　──の穿刺部位選択（三角筋）　54
　──の部位　46
空気塞栓　121
空気塞栓の予防　29, 64, 93
駆血時間　107
クラークの点　47
クレンチング　108
携帯情報端末　35
劇薬　4, 6
血管外漏出　66, 67, 73, 79, 80, 84, 120
血管痛　119
血管迷走神経反射　122
血腫　119
血腫予防　68, 97, 113, 117
検査基準値　102
肩峰　37
コアリング　21, 89, 124
抗悪性腫瘍薬の取り扱い　17
硬結　43, 52, 120
高血糖　123

固定テープのはがし方　96

さ

採血　99, 103
採血管の使用順序　101
採血器具の長所・短所　100
採血時の体位　107
採血順序　101
採血条件　105
採血に適した血管　108
採血部位　106
採血ラベル　104
三角筋　46, 54
しびれがないか　40, 50, 57, 65, 110, 116
尺側皮静脈　62
循環への過負荷　123
使用期限　4, 6, 18
静脈炎　119
静脈炎予防　80, 86
静脈穿刺のコツ　65
静脈内注射　2, 59, 60
　――の注入速度による障害　121
　――の部位　62
ショック症状　42, 52, 68, 94
ショートベベル　32
シリンジ採血　100
　――の選択基準　100
シリンジの構造　32
真空採血　100
神経損傷　37, 47, 54, 62, 65, 73, 76, 108, 110, 116, 120

スクープ法　13
正中皮静脈　62
穿刺の失敗例（静脈内注射）　65
側管注　92
組織の壊死　123

た

体格差による針の刺入角度（筋肉注射）　49
体格差による針の刺入角度（皮下注射）　40
致死的投与ミス　122
注射後の観察　42, 52, 68, 94
注射針の規格　32
注射針の基本構造　32
注射の記録　43
注射の種類と適応　2
中心静脈内注射　2
中殿筋　46
注入量による疼痛　119
通気針（エア針）　27
低血糖　123
低血糖ショック　44
滴下数計算式　84, 98
滴下速度　84, 86
　――の調整　98
デッドスペース　110
電解質異常　123
点滴施行中の観察　85
点滴施行中のチェックポイント　90
点滴時の拘束感　80
点滴静脈内注射　2, 71
点滴の記録　82

点滴ルートの管理　86
転倒混和　111, 118
橈骨神経　37
橈側皮静脈　62
疼痛緩和　39
動脈損傷
　62, 65, 73, 76, 108, 110, 116, 120
動脈内注射　2
動脈への誤投与　121
毒薬　4, 6
怒張しない場合の対処　63

な
内針　75

は
廃棄物分別マニュアル　128
配合禁忌　30, 92
配合変化　30
肺塞栓　121
バックフロー現象　111
針刺し事故防止
　11, 13, 42, 51, 58, 67, 78, 113, 118
針刺し事故防止策　126
針の太さ　32
皮下注射　2, 33
　――の穿刺部位選択　37
　――の部位　36
皮内注射　2
副片付きラベル　14
フタル酸ジ-2-エチルヘキシル　27

プライミング　26
分注　118
ヘパリン生食　72, 79
ヘパリンロック　79
ポリ塩化ビニル　27
ホルダー採血　100
　――の選択基準　100
ポンピング　28

ま
マッサージ　42, 52
麻薬　4
ミキシング　24
滅菌透明ドレッシング材のはがし方　96
もまない薬剤（筋肉注射）　53

や
薬液充填と圧　22
薬剤管理　4
薬剤誤投与防止策　126
薬剤の単位　7
薬剤の取り違え防止
　4, 126
薬剤ラベル　6
輸液セット　26
溶解　21, 31
溶血　105, 106, 124
翼状針による穿刺　109
翼状針の固定法　81

ら

リキャップ　13
留置針の交換　86
留置針の構造　75
留置する血管を選ぶポイント　73
レギュラーベベル　32
ローラークレンメの開閉　85
ローラークレンメの構造　85